本书由大连市人民政府资助出版

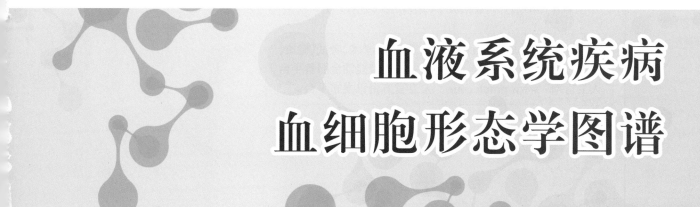

血液系统疾病
血细胞形态学图谱

主　审　沈　悌　肖志坚

主　编　姜　凤　方美云

副主编　荆　源　王芳婷　林　楗　于家文

人民卫生出版社

图书在版编目（CIP）数据

血液系统疾病血细胞形态学图谱/姜凤，方美云主编. —北京：人民卫生出版社，2020

ISBN 978-7-117-29464-5

Ⅰ. ①血… Ⅱ. ①姜…②方… Ⅲ. ①血细胞－细胞形态学－图谱 Ⅳ. ①R446.11-64

中国版本图书馆 CIP 数据核字（2019）第 297919 号

| 人卫智网 | www.ipmph.com | 医学教育、学术、考试、健康，购书智慧智能综合服务平台 |
| 人卫官网 | www.pmph.com | 人卫官方资讯发布平台 |

血液系统疾病
血细胞形态学图谱

主　　编：姜　凤　方美云

出版发行：人民卫生出版社（中继线 010-59780011）

地　　址：北京市朝阳区潘家园南里 19 号

邮　　编：100021

E - mail：pmph @ pmph.com

购书热线：010-59787592　010-59787584　010-65264830

印　　刷：中农印务有限公司

经　　销：新华书店

开　　本：889×1194　1/16　印张：21

字　　数：665 千字

版　　次：2020 年 4 月第 1 版　2020 年 4 月第 1 版第 1 次印刷

标准书号：ISBN 978-7-117-29464-5

定　　价：259.00 元

打击盗版举报电话：010-59787491　E-mail：WQ @ pmph.com

质量问题联系电话：010-59787234　E-mail：zhiliang @ pmph.com

血液系统疾病血细胞形态学图谱

编　者（按姓氏笔画排序）

于家文	大连医科大学附属第一医院	杨晨萌	大连大学附属中山医院
马亮亮	大连医科大学附属第一医院	林　楸	大连医科大学附属第一医院
王芳婷	大连医科大学附属第一医院	荆　源	大连医科大学附属第一医院
王雪娜	大连医科大学附属第一医院	施　杰	大连大学附属中山医院
王雅琳	大连机车医院	姜　凤	大连医科大学附属第一医院
牛　艳	大连大学附属中山医院	秦继霞	大连医科大学附属第一医院
方美云	大连大学附属中山医院	袁　玲	大连瓦房店市中心医院
申静枝	大连医科大学附属第一医院	贾思寻	大连大学附属中山医院
田　野	大连医科大学	高　欣	大连医科大学附属第一医院
乔广美	大连机车医院	高小平	大连医科大学附属第二医院
刘笑春	大连市血液中心	靳　岩	大连医科大学附属第一医院
关宏伟	大连医科大学附属第一医院	蔡　薇	大连医科大学附属第一医院
关艳春	大连医科大学附属第一医院	谭　梅	大连市友谊医院
孙祥囡	大连医科大学附属第一医院	谭静婷	大连机车医院

人民卫生出版社

序

　　血细胞形态学是血液学和血液病学的基础，自显微镜发明后至今的 400 余年间，观察血细胞形态始终是疾病诊断的重要手段之一。随着现代科学技术的飞速发展，免疫标记物测定、融合基因检测、DNA测序、正电子发射成像等诊断方法得到日益普遍的应用，但它们始终不能取代以显微镜技术为基础的细胞形态学检查。例如：突发溶血性贫血伴有血小板减少的患者，外周血中见到红细胞碎片，结合临床其他表现，可以拟诊为血栓性血小板减少性紫癜，较之测定 ADAMTS-13 更为简单、易行、实用。再如：急性白血病的诊断首先要有细胞形态学的依据，而免疫分型、基因检测等主要用于区分各种亚型。

　　实际上，细胞学检查是病理学的组成部分，直观、可靠且可重复，其结果可以决定某些疾病的诊断或提供重要线索，这对血液系统肿瘤的诊断尤为重要。凡从事血液病临床与研究的医生、科研人员和实验室工作者，一定要学习并熟练掌握血细胞形态学。

　　当我们学习血细胞形态学时，都希望有一本血细胞图谱作为教材和参考书。好的图谱不仅应当内容丰富真实，图像典型清晰，文字简明"点睛"，而且要注重准确性、实用性。大连医科大学附属第一医院血液科的姜凤老师在方美云教授的领导下，发扬团队精神，将 30 年工作中积累的血液病细胞形态学资料汇集成这本图谱，不仅符合上述好图谱的标准，而且有自己的观点和特色，如：提供了恶性组织细胞病的细胞形态学证据。读后自觉受益匪浅，在此推荐给各位同道和医学生。希望在阅读、参考图谱的同时，还能够学习作者在常规工作中坚持不懈积累资料、编纂成书的科学态度与钻研精神。

北京协和医院血液科　沈　悌

2018 年 12 月

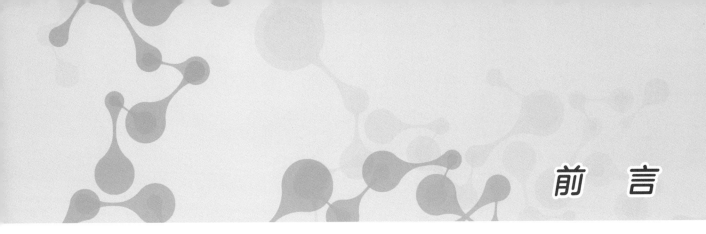

前 言

　　细胞形态学是血液系统疾病 MICM 诊断分型中最基础也是最重要的一部分,它不仅是诊断血液系统疾病最基本的检查方法,同时也为其他的检查手段提供可靠的依据和重要线索。本人从事血液细胞形态学工作近 30 年,留存了大量珍贵的细胞形态学图片,为了能够和从事细胞形态学的同道分享精彩图片,我和同事们经过 5 年多的时间将这些图片进行整理编辑,共同编写了这本细胞形态学图谱。

　　本书第一部分为血细胞形态,包括正常血细胞和异常血细胞。各种疾病在血涂片和骨髓涂片中能见到的异常血细胞,本图谱逐一展现出来,并对一些概念进行了解释。第二至第九部分为常见的血液系统疾病,尤其是近年来临床上多发的淋巴瘤、骨髓增生异常综合征等疾病,在血涂片和骨髓涂片中能见到的异常细胞,结合图示详细描述形态的特点。各种亚型急性白血病附加了主要细胞化学染色。非血液系统疾病,如骨髓转移癌、疟疾等在骨髓和外周血涂片中易见到的癌细胞、疟原虫,本书也进行详细描述。

　　感谢沈悌老师和肖志坚老师对本书的肯定,感谢方美云教授对本书编写的指导和帮助,感谢参与编写此书的所有工作人员付出的辛苦和努力。本书获得大连市人民政府资助。

　　由于有些疾病临床上少见,没有收集到原始图片,在此表示歉意。书中难免会有疏漏之处,衷心希望国内同道和专家学者不吝赐教,以便改进。

大连医科大学附属第一医院　姜　凤

2018 年 12 月

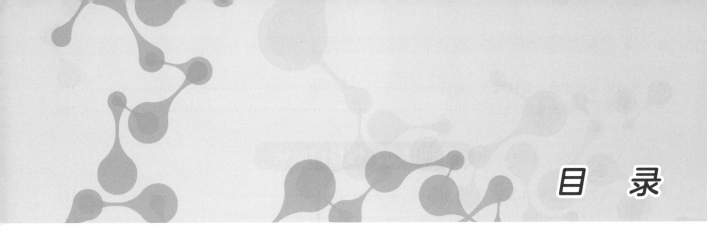

目 录

第一部分　血细胞形态

第二部分　红细胞疾病

第三部分　急性白血病

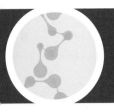

第一部分　血细胞形态

一、正常粒细胞形态

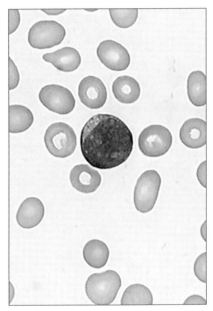
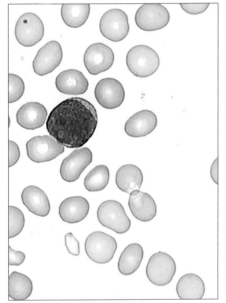

原粒细胞(myeloblast)
原始粒细胞Ⅰ型　胞体直径 10～20μm，圆形或类圆形。胞质量较少，呈淡蓝色或深蓝色，半透明，无颗粒；胞核呈圆形或类圆形，核染色质呈细沙粒状，核仁2～5个。

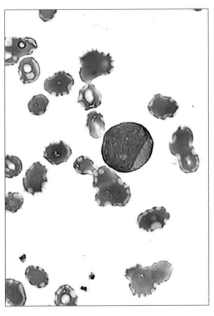
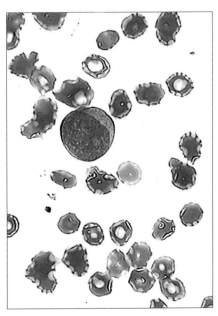

原粒细胞(myeloblast)
原始粒细胞Ⅱ型　原粒细胞Ⅱ型除具有原粒细胞Ⅰ型的特点外，胞质中有少量细小颗粒，少于15个。

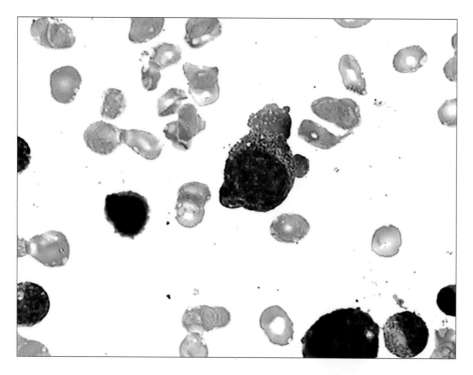

中性早幼粒细胞
（neutrophilic promyelocyte）

胞体直径 12～25μm，较原始粒细胞大，边缘不整，有伪足突起，胞质量多，呈深蓝色，胞质内含较多粗大紫红色非特异性颗粒（又称为嗜天青颗粒，嗜苯胺蓝颗粒或 A 颗粒）；胞核大，呈椭圆形偏于一侧，核染色质聚集，核仁消失。

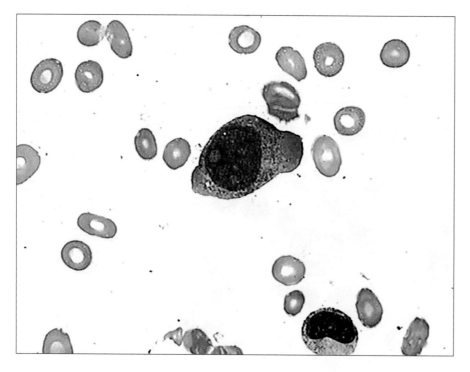

中性早幼粒细胞
（neutrophilic promyelocyte）

胞体大，边缘不规则，胞质丰富，呈蓝色，胞质内含有较多大小不一，粗大嗜天青颗粒；胞核呈类圆形，核染色质粗、均匀，仍可见 4 个核仁。

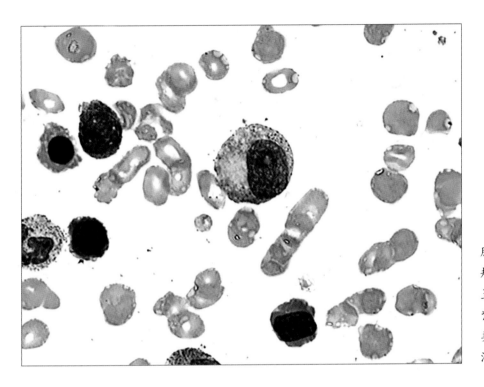

中性早幼粒细胞
（neutrophilic promyelocyte）
胞体较原粒细胞大，形态较规整，呈类圆形，胞质丰富，呈浅蓝色，胞质内含有粗大紫红色嗜天青颗粒；胞核呈类圆形，核染色质粗，核仁清楚可见。

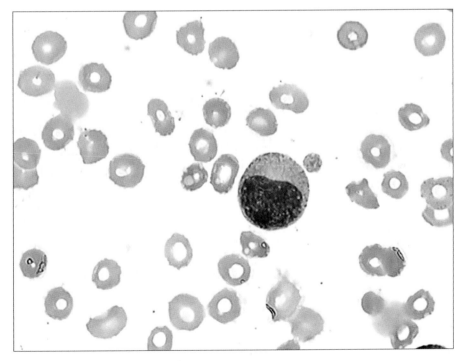

中性中幼粒细胞
（neutrophilic myelo-cyte）
胞体直径 10～20μm，胞质量增多，呈淡红或淡蓝色，内含细小淡紫红色特异性颗粒，有的可出现少量非特异性颗粒；胞核扁圆形或略凹陷，常偏于一侧，核染色质聚集呈索块状，核仁消失。

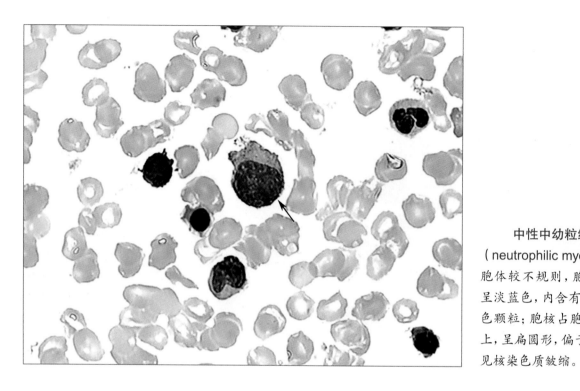

中性中幼粒细胞
（neutrophilic myelo-cyte）
胞体较不规则，胞质量多，呈淡蓝色，内含有细小紫红色颗粒；胞核占胞体 1/2 以上，呈扁圆形，偏于一侧，可见核染色质皱缩。

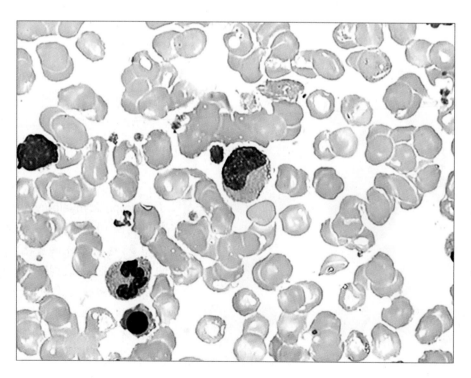

中性晚幼粒细胞
（neutrophilic metamyelocyte）
胞体直径 10～16μm，胞质量多，呈浅红色，以特异性中性颗粒为主，不见非特异性颗粒；胞核常偏一侧，呈肾形，占胞体 1/2 以下；核染色质固缩呈小块状，出现副染色质（即块状染色质之间的空隙）。

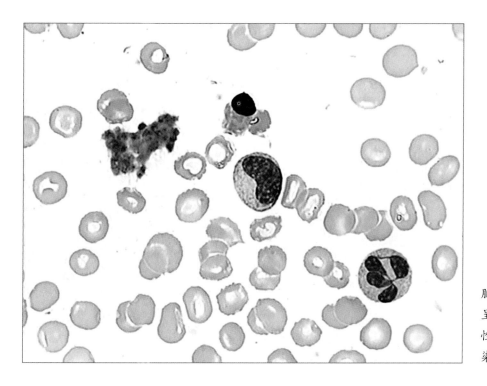

中性晚幼粒细胞
（neutrophilic
metamyelocyte）
胞体呈椭圆形,胞质量多,
呈浅红色,胞质内含有特异
性颗粒;胞核呈半月形,核
染色质固缩呈块状。

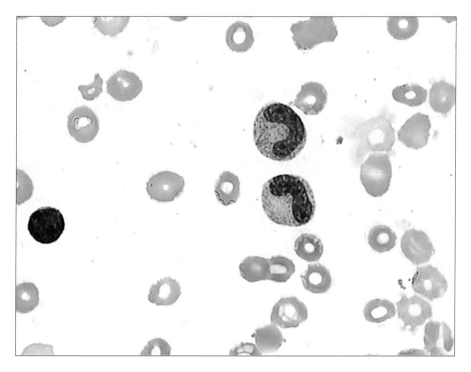

中性杆状核粒细胞
（neutrophilic granulocyte
band form）
胞体直径10～15μm,胞质
内充满特异性中性颗粒;核
弯曲呈带状,也可呈S形、
U形或E形;核染色质粗糙
呈块状,染色呈深紫红色,
副染色质明显。

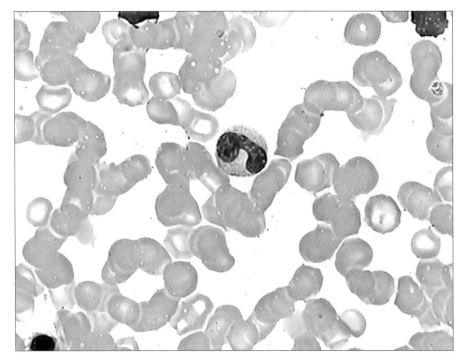

中性杆状核粒细胞
（neutrophilic granulocyte band form）
胞质内含有特异性中性颗粒；核呈 U 形，核染色质粗糙呈块状，染色呈深紫色，副染色质明显。杆状核和分叶核粒细胞另一种划分标准是核桥，核的最窄处小于最宽处的 1/3，即为分叶核粒细胞。

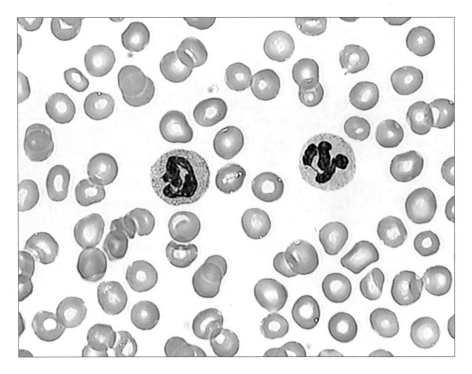

中性分叶核粒细胞
（neutrophilic segmented granulocyte）
胞体直径 10～14μm，胞质丰富，呈淡红色，胞质内充满特异性中性颗粒；胞核呈分叶状，常分 3～5 叶；核染色质呈较多小块状，染色呈深紫红色。

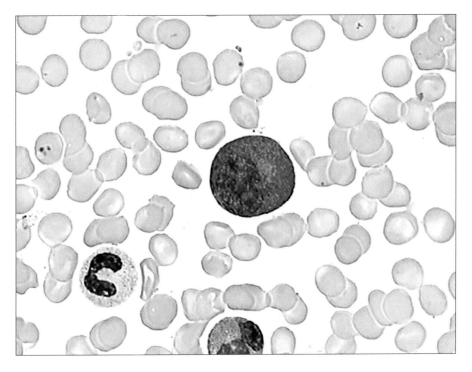

嗜酸性早幼粒细胞
（eosinophilic
promyelocyte）
胞体直径17～25μm，胞质量多、呈蓝色，胞质内含粗大、大小一致的嗜酸性颗粒，其颗粒分布不均匀；胞核大，呈类圆形或微凹陷，核仁不见或可见。

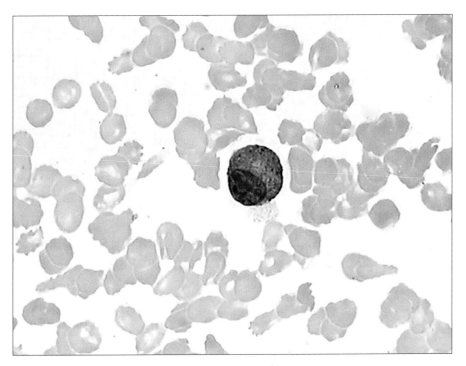

嗜酸性中幼粒细胞
（eosinophilic myelocyte）
胞体直径15～20μm，较中性中幼粒细胞略大，胞质丰富，胞质内布满粗大、大小一致的橘红色嗜酸性颗粒；胞核占胞体1/2左右。

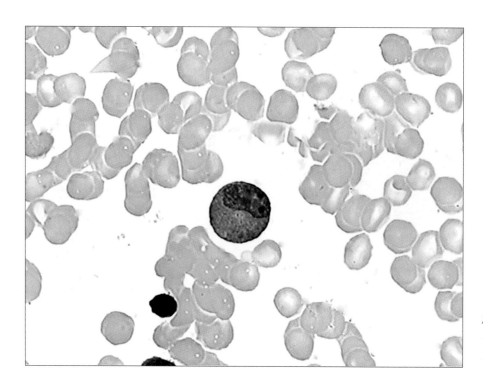

嗜酸性晚幼粒细胞
（eosinophilic
metamyelocyte）
胞体直径 10~18μm，胞质
中充满嗜酸性颗粒，胞核同
中性晚幼粒细胞。

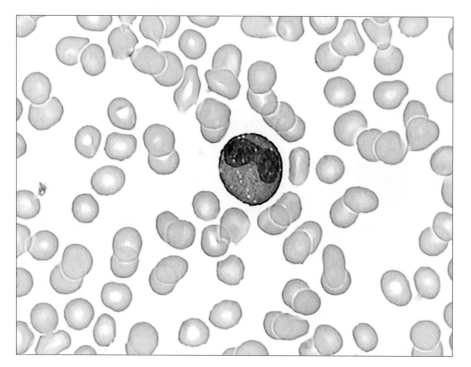

嗜酸性杆状核粒细胞
（eosinophilic stab
granulocyte）
胞体直径 11~16μm，胞质
中充满嗜酸性颗粒，胞核与
中性杆状核粒细胞相似。

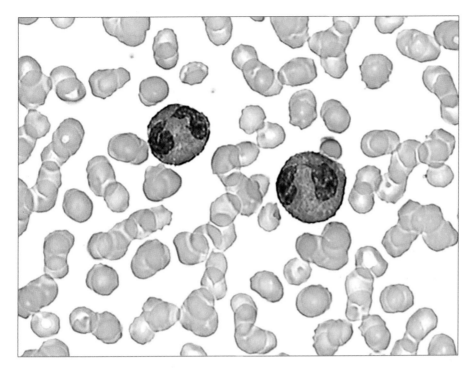

嗜酸性分叶核粒细胞
（eosinophilic segmented
granulocyte）
胞体直径 11～16μm，胞体
呈圆形或类圆形，胞质内充
满嗜酸性颗粒；胞核常分为
两叶。

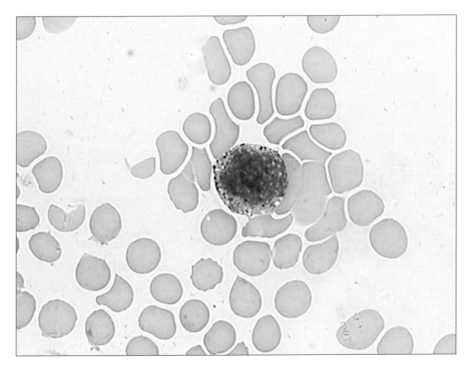

嗜碱性早幼粒细胞
（basophilic promyelocyte）
胞体直径 12～20μm，胞质
量较多，呈蓝色，胞质内含
数量不等、大小不一的紫黑
色嗜碱性颗粒，其颗粒分布
不均匀；胞核大，呈类圆形
或微凹陷，核仁不清楚。

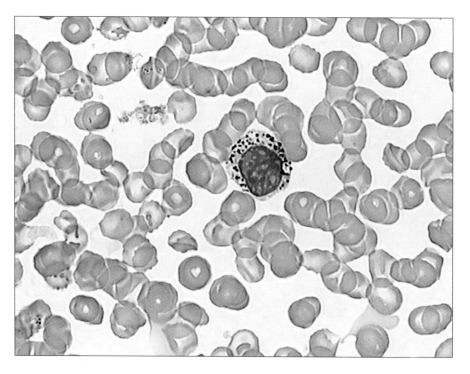

嗜碱性中幼粒细胞
（ basophilic myelocyte ）
胞体直径 10～15μm，较中性中幼粒细胞略小，胞质内含有粗大、排列凌乱的紫黑色嗜碱性颗粒；胞核呈扁圆形，核染色质较模糊。

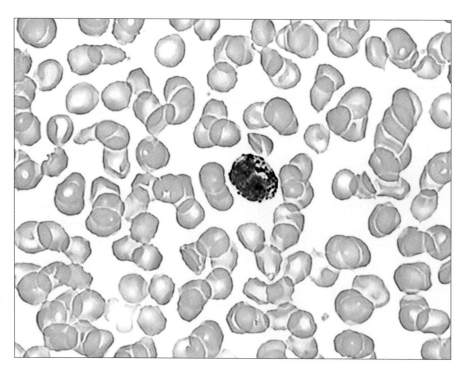

嗜碱性晚幼粒细胞
（ basophilic metamyelocyte ）
胞体直径 10～14μm，胞质呈粉红色，胞质内及核上有数量不等的嗜碱性颗粒；胞核呈肾形，常因颗粒覆盖而轮廓不清楚。

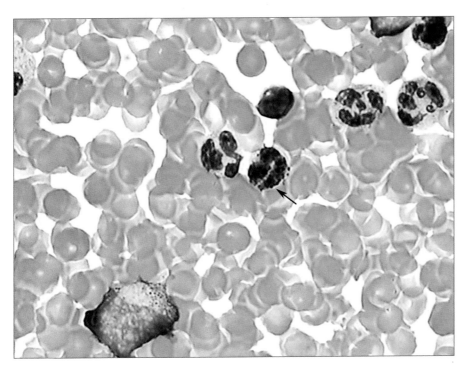

嗜碱性杆状核粒细胞
（basophilic stab
granulocyte）
胞体直径 10～12μm，胞质
内及核上有嗜碱性颗粒；胞
核呈模糊杆状（箭头）。

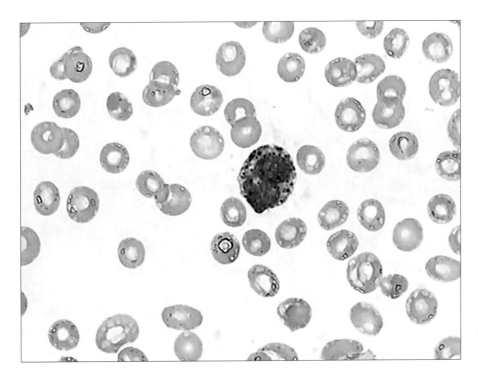

嗜碱性分叶核粒细胞
（basophilic segmented
granulocyte）
胞体直径 10～12μm，胞质
内及核上有嗜碱性颗粒；胞
核可分为 2～4 叶或分叶不
明显。

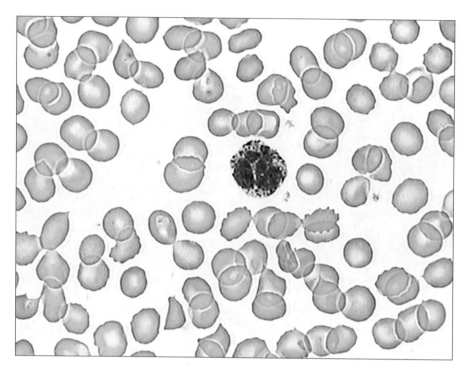

嗜碱性分叶核粒细胞
（ basophilic segmented
granulocyte ）
胞质内及核上有嗜碱性颗粒，胞核分叶不明显。

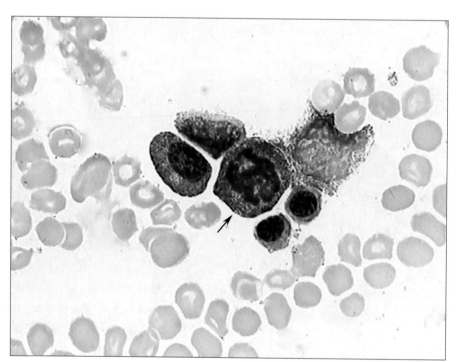

粒细胞核分裂中期
细胞核分裂分四期：前期、中期、后期、末期。前期有丝分裂染色体散乱分布，没有规律；中期染色体排列在赤道板上（箭头）；后期着丝点分开，染色体被拉向两极；末期染色体被平均隔开，形成两个细胞。

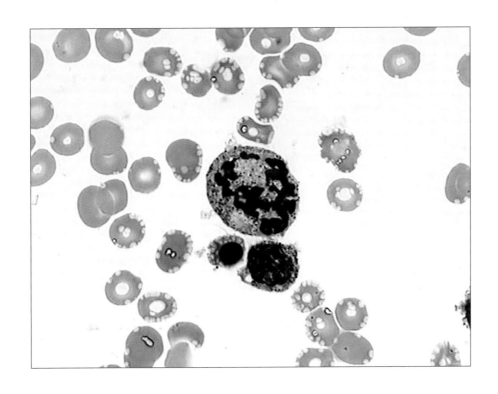

粒细胞核分裂中期
染色体排列在赤道板上。

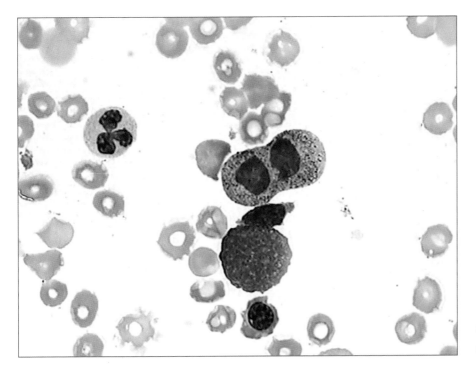

粒细胞核分裂后期
着丝点分开，染色体被拉向
两极。

二、异常粒细胞形态

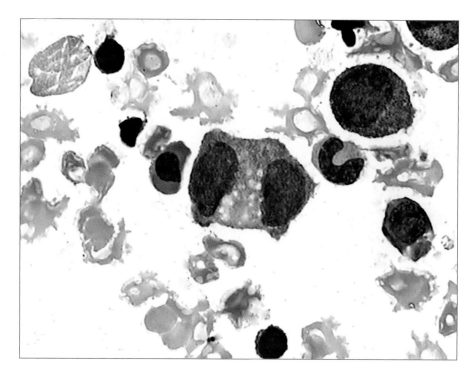

双核早幼粒细胞
胞体大，胞质呈蓝色，胞质内含有较多粗大的嗜天青颗粒及空泡。双核早幼粒细胞见于感染，骨髓增殖性疾病，骨髓增生异常综合征（MDS）等。

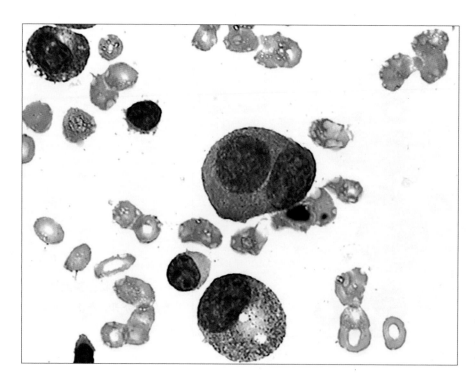

双核早幼粒细胞
胞体大，外形较不规整，胞质呈蓝色，胞质内含有较多粗大的嗜天青颗粒。

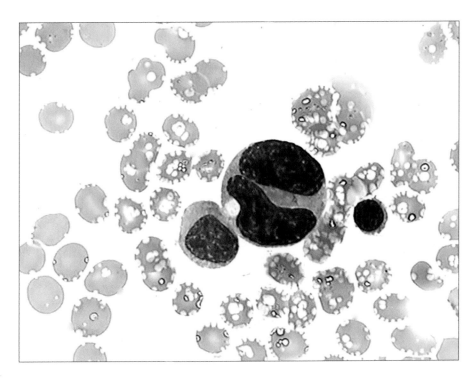

双核中幼粒细胞
胞体大，胞质量多，呈灰蓝色，可见空泡，胞核大小不一，形态不规则。见于MDS，急性红白血病（M_6），巨幼细胞贫血（MA）等。

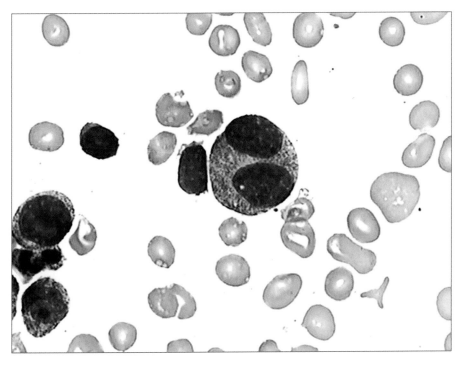

双核中幼粒细胞
细胞呈圆形，胞质呈粉红色，含有较多嗜天青颗粒，胞核呈扁圆形。

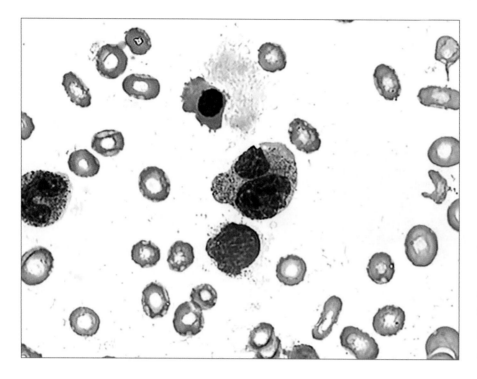

双核晚幼粒细胞
外形不规整，胞质呈灰红色，含有较多嗜天青颗粒，胞核大小不一，核固缩，出现副染色质。双核晚幼粒细胞可见于MDS、M_6、MA、感染等。

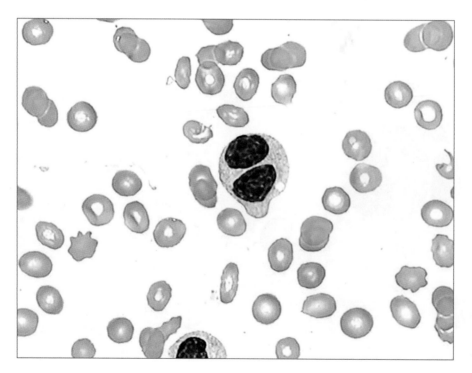

双核晚幼粒细胞
胞体大，外形不规整，胞质呈粉红色，可见空泡，细胞核可见副染色质。

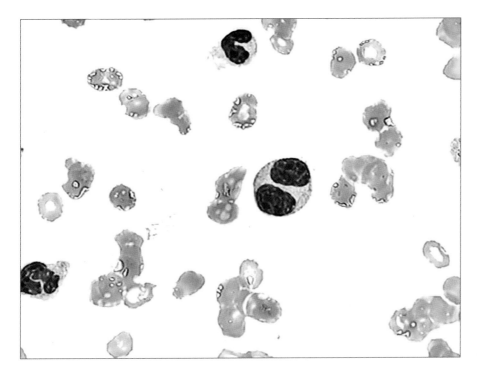

双核晚幼粒细胞
细胞形态较规整,胞质呈粉红色,胞核呈肾形,核染色质固缩呈块状。

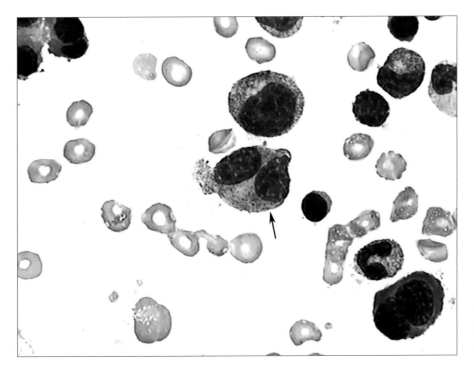

双核晚幼粒细胞
细胞外形不规整,胞质颗粒略粗大,核染色质着色不均,可见副染色质(箭头)。

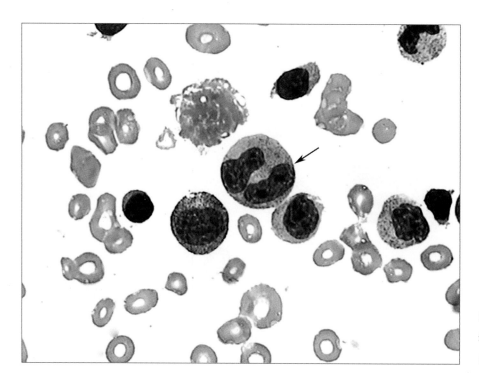

双核晚幼粒细胞
细胞形态呈类圆形,胞质呈粉红色,细胞核呈肾形,核染色质固缩呈块状(箭头)。

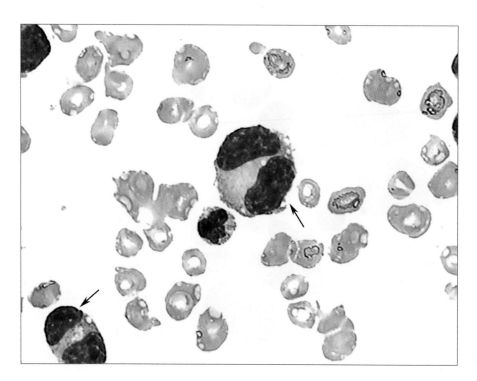

双核晚幼粒细胞
细胞边缘不整,胞质呈粉红色,含有空泡,核染色质皱缩,出现副染色质(箭头)。

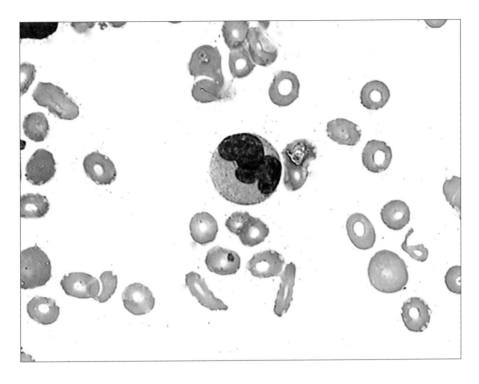

双核晚幼粒细胞
细胞外形较规整，胞核呈半月形，核染色质固缩，出现副染色质。

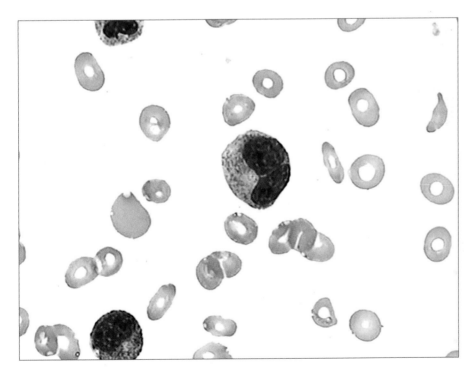

双核晚幼粒细胞
细胞核形不规则，双核之间有细丝相连即核桥。

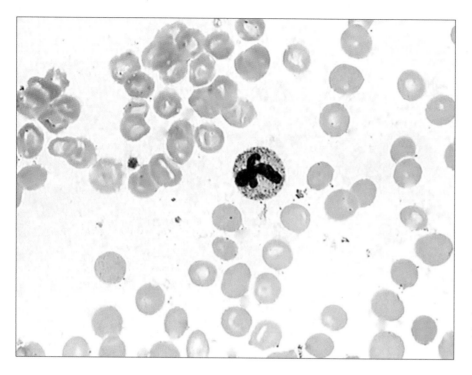

双核杆状核粒细胞

细胞外形不规整，胞质内颗粒粗大，可见蓝斑及空泡，核形呈 X 形。双核杆状核粒细胞见于感染、MA、MDS、M_6、慢性粒单核细胞白血病（CMML）等。

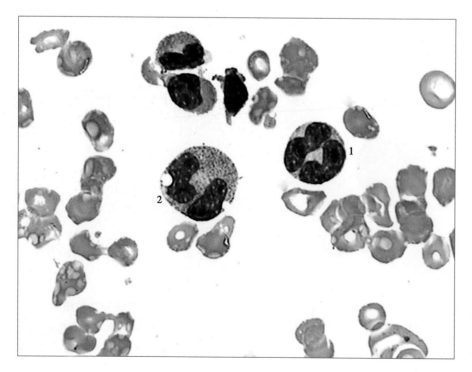

双核杆状核粒细胞

1. 双核杆状核粒细胞核形呈 S 形和月牙形；2. 双核晚幼粒细胞胞质内颗粒粗大，含有空泡。

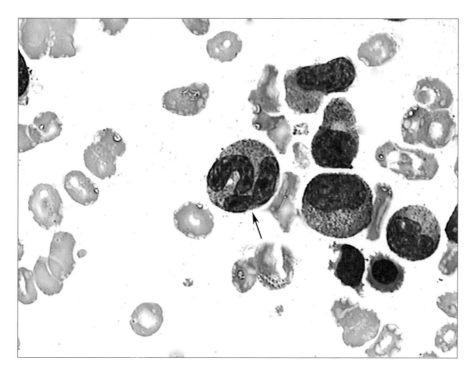

双核杆状核粒细胞
细胞呈类圆形,胞质内颗粒粗大,含有空泡,核形呈U形和S形(箭头)。

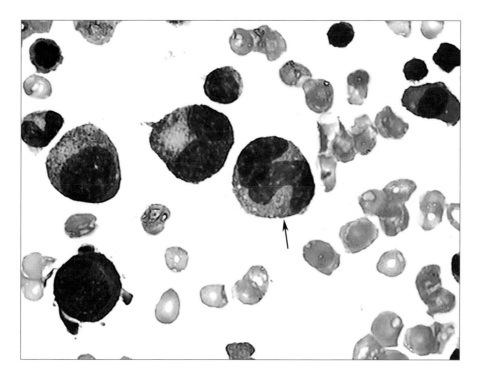

双核杆状核粒细胞
外形较规整,胞质内可见小空泡,胞核呈U形(箭头)。

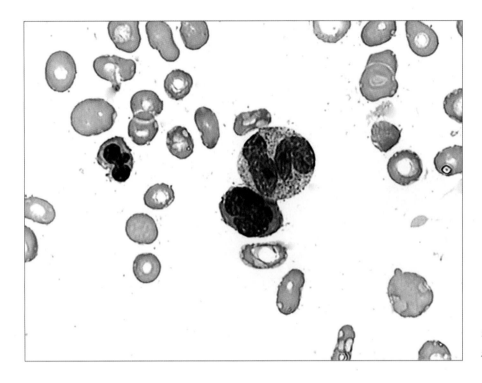

双核杆状核粒细胞
外形规整，胞质颗粒粗大，
核形呈 U 形。

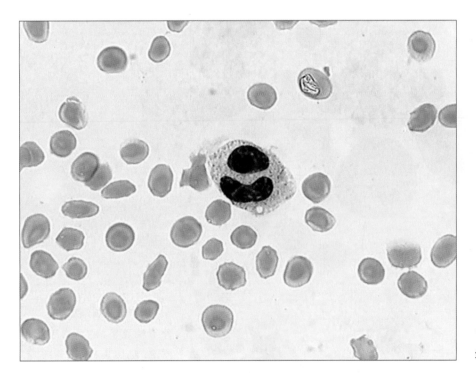

双核粒细胞
由晚幼粒细胞核和杆状核
组成，胞质内可见空泡。

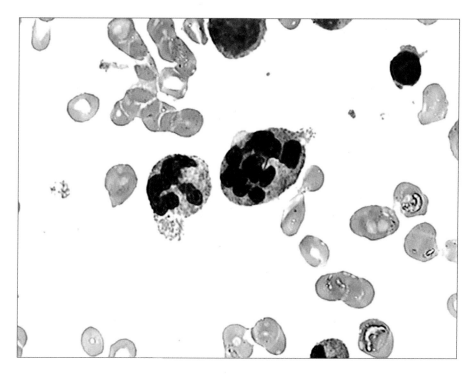

多分叶核粒细胞
多分叶核粒细胞分叶核 > 6
个叶。图示胞体大，外形不
规整，胞质内颗粒多略粗大，
可见空泡。多分叶核粒细
胞见于 MDS、M_6、MA 等。

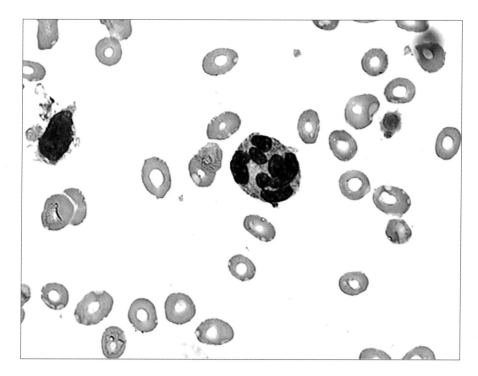

多分叶核粒细胞
胞体大，形态较规整，胞质
内颗粒略粗大。

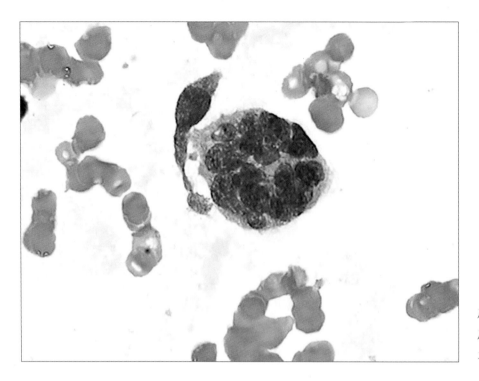

超多分叶核粒细胞
胞体巨大,外形较不规则,
胞质呈灰蓝色,呈核质发育
不平衡表现。见于MDS。

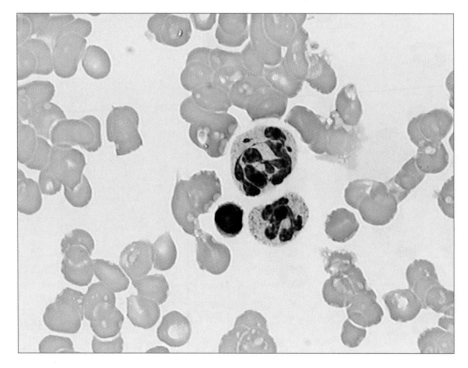

多分叶核粒细胞
胞体大,外形较规整,胞质
内含有多个分叶核。

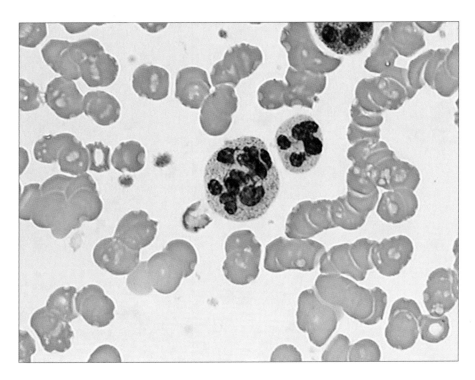

多分叶核粒细胞
胞体大,胞质内含有多个分
叶核。

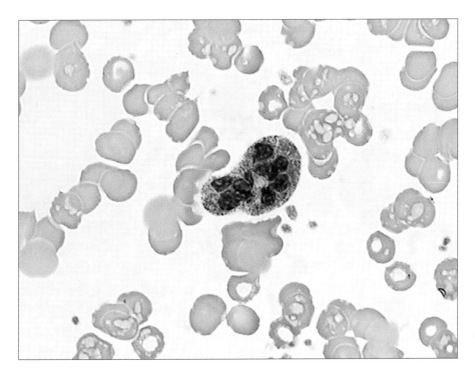

多分叶核粒细胞
胞体大,外形不规整,胞质
内颗粒多且粗大。

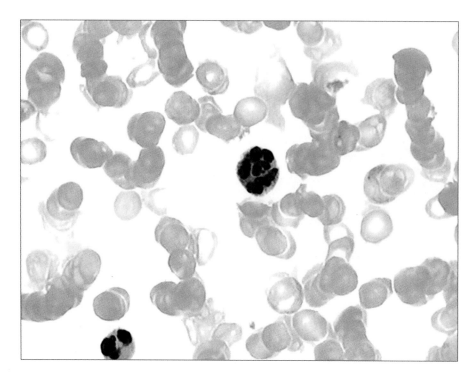

多分叶核粒细胞
胞体大小正常分叶过多粒
细胞。

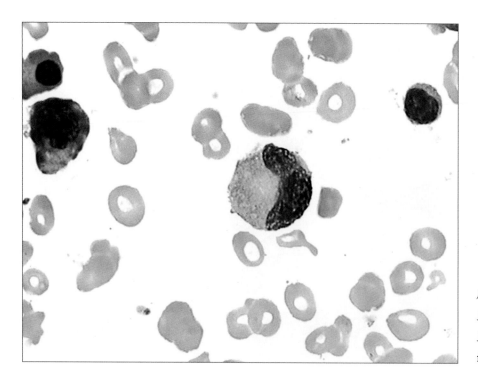

巨大晚幼粒细胞
胞体较正常晚幼粒细胞明
显大，胞质呈灰红色，胞核
呈巨大肾形核。巨大晚幼粒
细胞多见于巨幼细胞贫血。

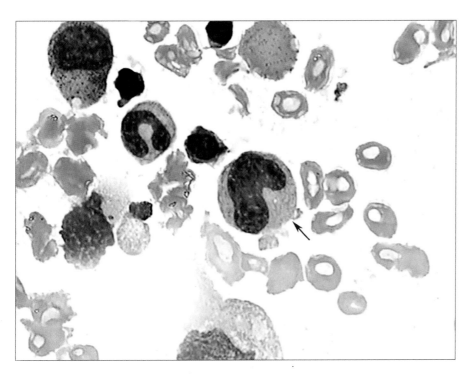

巨大晚幼粒细胞
胞体巨大,胞质呈灰红色,
胞核呈巨大 U 形核(箭头)。

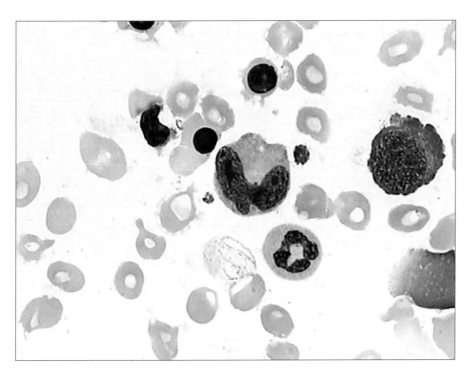

巨大杆状核粒细胞
胞体巨大,胞质呈灰红色,
核形不规则的巨大杆状核。
巨大杆状核粒细胞多见于
巨幼细胞贫血,MDS 中也
可见。

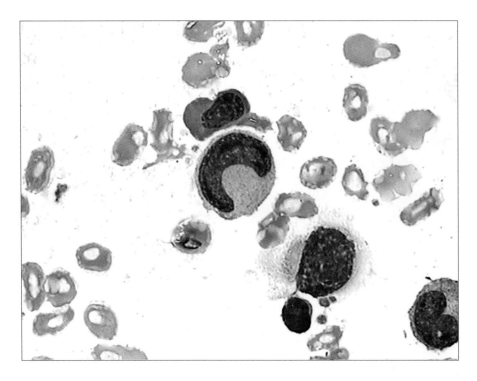

巨大杆状核粒细胞
胞体巨大,核呈 U 形巨大杆
状核粒细胞。

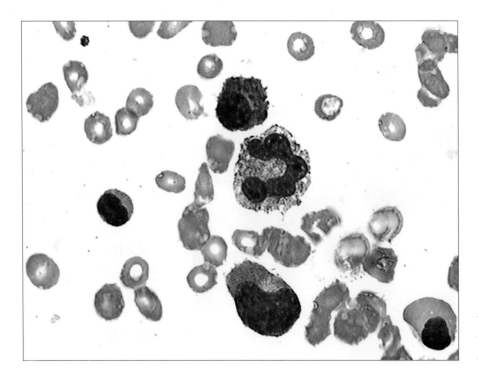

巨大杆状核粒细胞
胞体巨大,外形不规整,胞
质内颗粒粗大,含有空泡,
胞核呈腊肠形巨大杆状核。

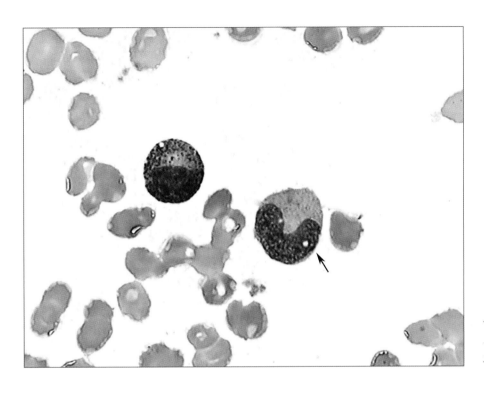

巨大杆状核粒细胞
胞体大，胞质呈粉红色，可见空泡，胞核呈U形巨大杆状核（箭头）。

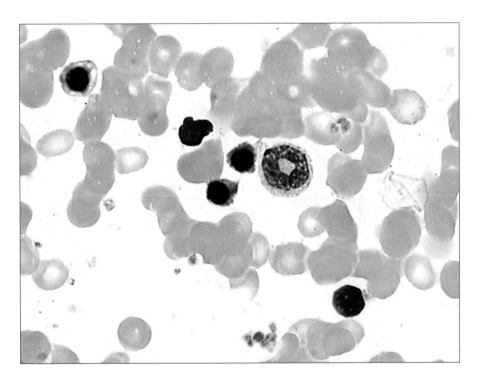

环形杆状核粒细胞
见于MDS、巨幼细胞贫血等。

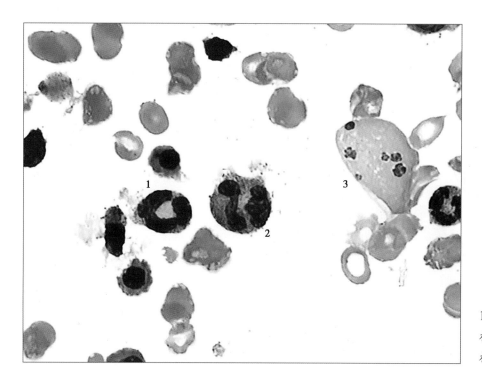

环形杆状核粒细胞

1. 环形杆状核粒细胞;2. 双核杆状核粒细胞;3. 红细胞核碎裂。见于MDS。

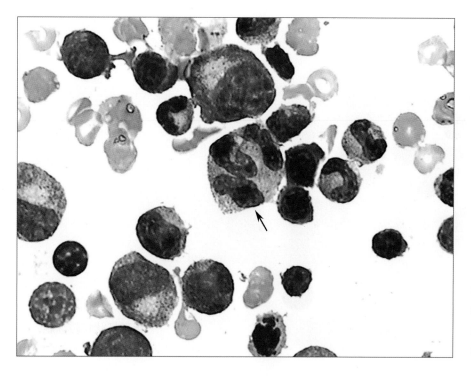

多核粒细胞

外形较规整,含有三个杆状核的粒细胞(箭头)。多核粒细胞见于MDS、AML-M$_6$、CMML等。

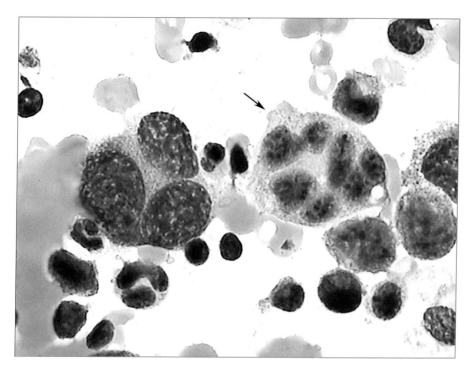

多核粒细胞
胞体巨大，外形不规整，胞质呈灰蓝色，胞质内含有空泡（箭头）。

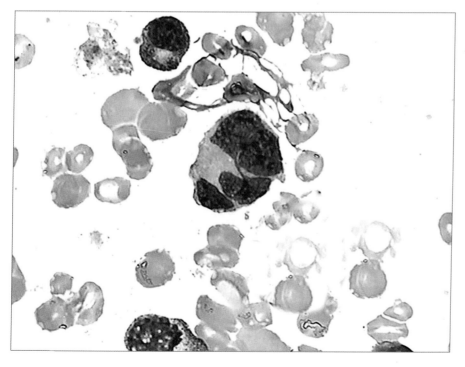

核形异常粒细胞
核形异常粒细胞，核呈畸形，形态各异。图示为胞体巨大，核形异常分为大小不一的核。核形异常粒细胞见于 MDS、AML-M$_6$、CMML、MA 等。

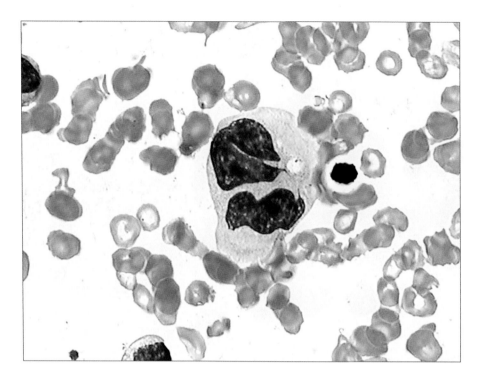

核形异常双核杆状核粒细胞
胞体巨大，外形不规整，胞质
呈浅红色，含有空泡，核呈畸
形。见于 MDS、AML-M$_6$、
CMML 等。

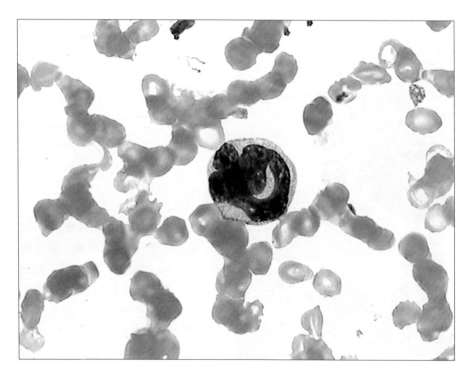

核形异常巨大杆状核粒细胞
胞体内可见核形不规整，巨大
杆状核粒细胞。见于 MDS、
AML-M$_6$、CMML 等。

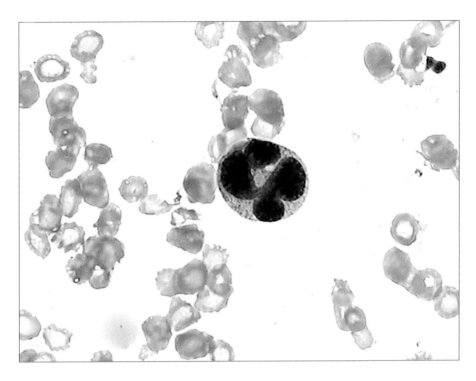

核形异常粒细胞
胞体大,呈类圆形,胞质内可见空泡,核呈畸形。见于MDS、AML-M$_6$、CMML等。

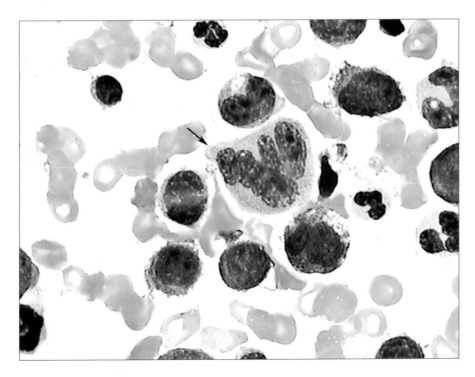

核形异常多分叶核粒细胞
胞体大,形态不规整,胞质呈浅红色,核呈畸形多分叶核粒细胞(箭头)。见于MDS、AML-M$_6$、CMML等。

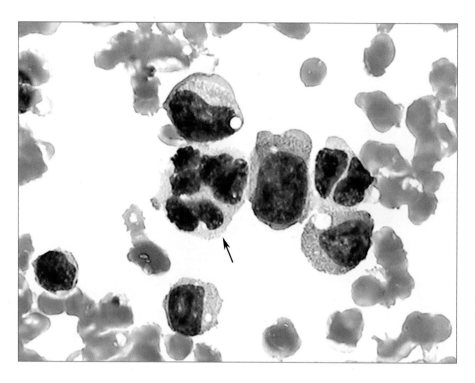

核形异常分叶核粒细胞

胞体大,形态不规整,核呈畸形分叶核粒细胞(箭头)。见于 MDS、AML-M$_6$、CMML、MA 等。

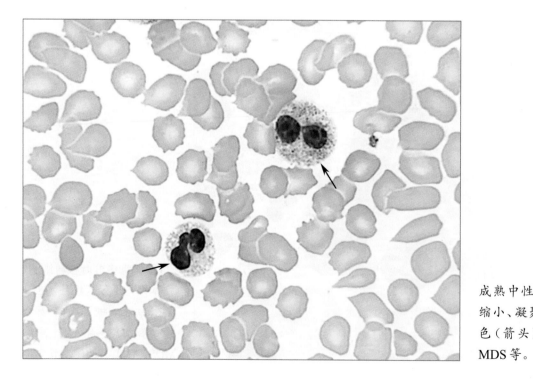

核固缩

成熟中性粒细胞的细胞核缩小、凝聚,染色呈深紫红色(箭头)。常见于感染、MDS 等。

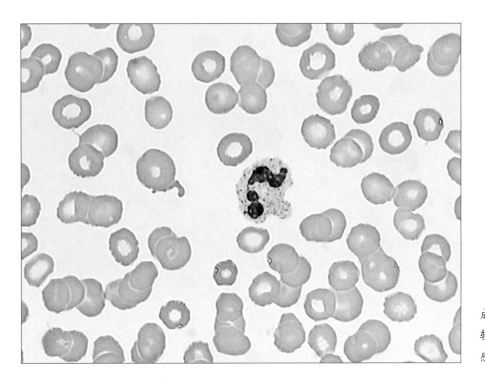

核固缩
成熟分叶核粒细胞,核固缩较正常细胞核小。常见于感染、MDS等。

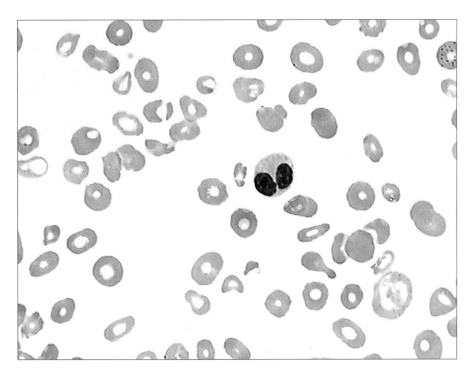

假性Pelger-Huët畸形
成熟中性粒细胞胞核不分叶或分两叶,呈类圆形、眼镜形、哑铃形、纺锤形等。多见于MDS、AML-M$_6$、CMML等。图示为中性粒细胞分两叶,似眼镜形核粒细胞。

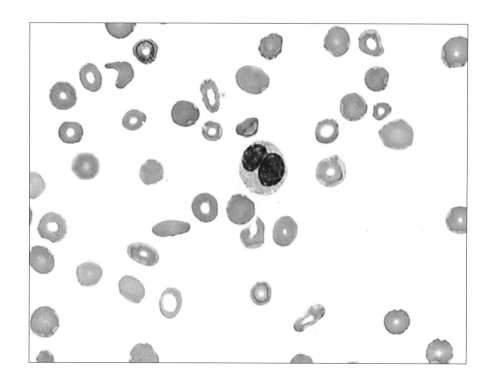

假性 Pelger-Huët 畸形
花生形核粒细胞。

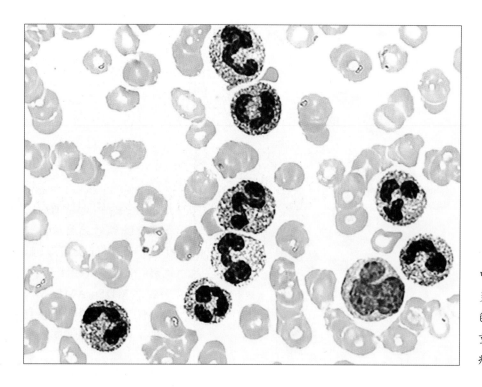

中毒颗粒
中性粒细胞胞质内出现较
多粗大、分布不均的深紫红
色颗粒。见于细菌感染、严
重烧伤、药物毒性、恶性肿
瘤等。

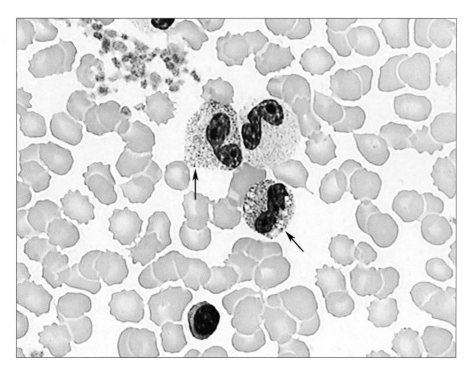

中毒颗粒
胞质内含有较多粗大颗粒，可见空泡（箭头）。

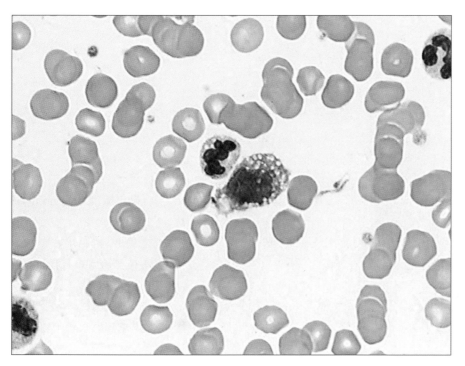

空泡
成熟粒细胞、单核细胞胞质内含有空泡。空泡是由脂肪变性形成的，经瑞氏-吉姆萨混染不着色，在细胞胞质内可见到1个或多个。见于严重感染、细胞毒性作用等。

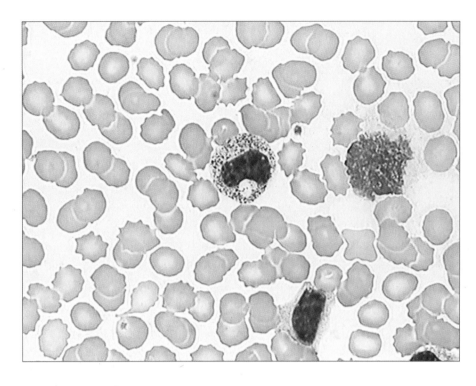

空泡
晚幼粒细胞胞质内含有较
大空泡。

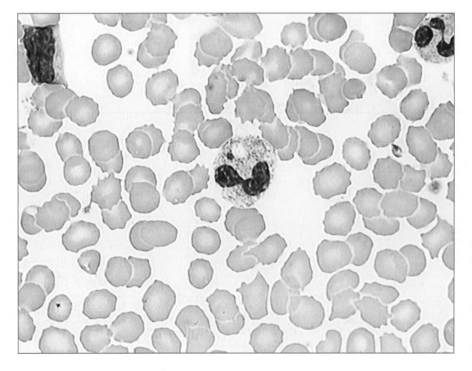

杜勒小体(Döhle body)
又称之为蓝斑。中性粒细
胞胞质中,因胞质发育不成
熟而保留的嗜碱性区域,呈
蓝色的圆形、线形、长条形
或云雾状物质。见于严重
感染,慢性中性粒细胞白血
病等。

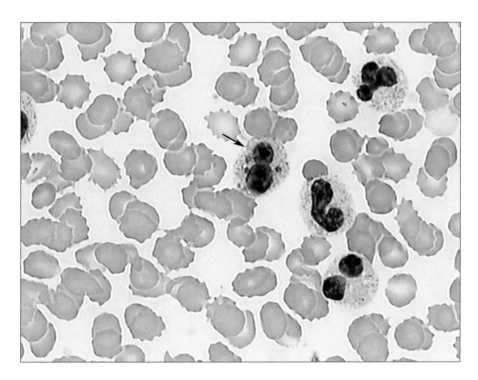

杜勒小体（Döhle body）
成熟中性粒细胞胞质内含
有多个蓝斑，大小不一。

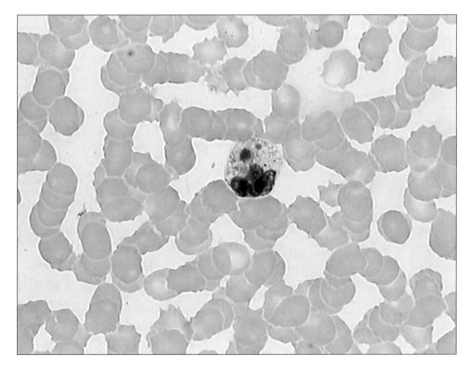

杜勒小体（Döhle body）
成熟中性粒细胞胞质内含
有多个蓝斑，大小不一，着
色不均匀。

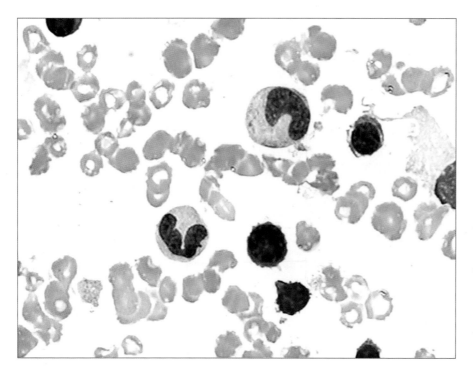

粒细胞核质发育不平衡

正常晚幼粒以下阶段中性粒细胞胞质呈浅红色，含有细小紫红色颗粒。粒细胞核质发育不平衡，胞质较正常细胞染色偏蓝，颗粒稀少。图示为胞质偏碱的杆状核和分叶核粒细胞，胞质内颗粒稀少。

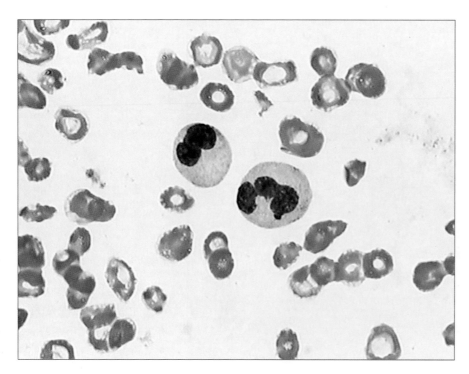

粒细胞核质发育不平衡

成熟中性粒细胞胞质偏碱，颗粒稀少，呈核质发育不平衡表现。见于 MDS、AML-M$_6$ 等。

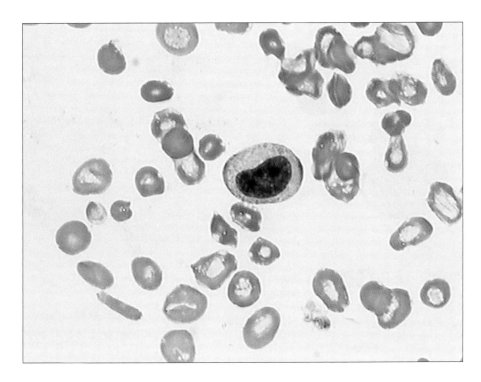

粒细胞核质发育不平衡
胞质偏碱的中性晚幼粒细
胞,胞质内颗粒稀少。

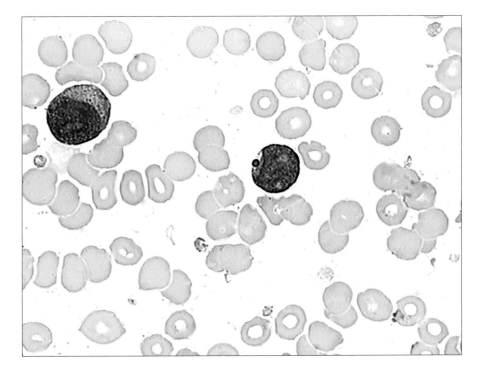

假 chediak-higashi(PCH)
颗粒
胞质内含有圆而大,数目不
等的紫红色颗粒。原始粒
细胞胞质内含有一个 PCH
颗粒。常见于急性髓系白
血病(M$_2$、M$_3$、M$_4$、M$_5$)。

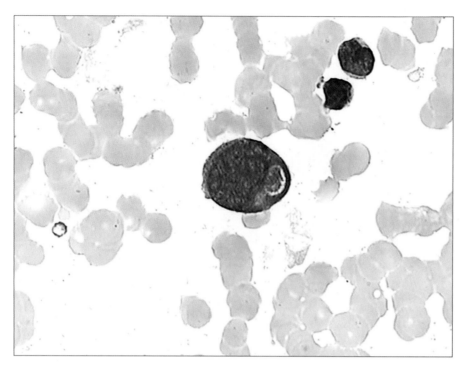

PCH 颗粒

原始粒细胞胞质内含有 1 个
PCH 颗粒。

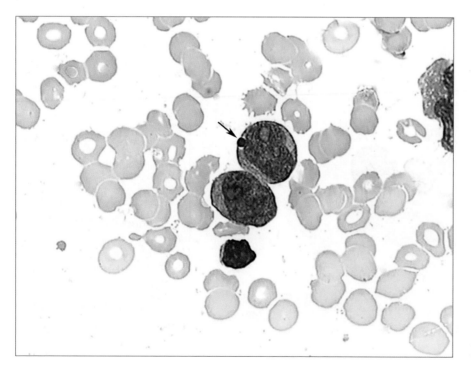

PCH 颗粒

原始粒细胞胞质内含有 1 个
PCH 颗粒（箭头）。

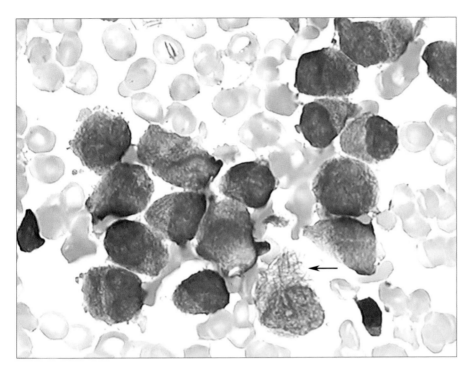

棒状小体（auer body）
由嗜天青颗粒融合在一起
形成。在胞质中含有1条或
多条棒状体（箭头）。柴捆
状棒状小体，多见于急性早
幼粒细胞白血病（M₃）。

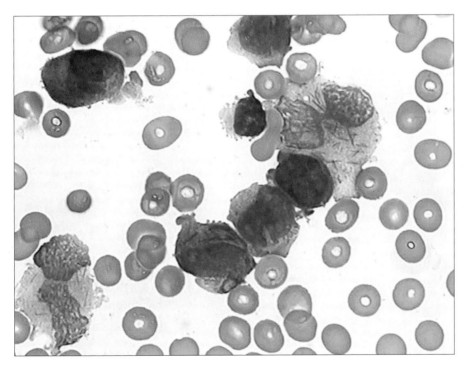

棒状小体（auer body）
胞质内可见多条棒状小体。
棒状小体见于急性髓系白
血病，如 M₁、M₂、M₃、M₄、
M₅、M₆。

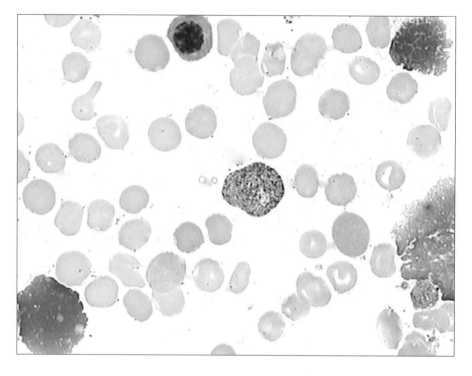

浆质体

浆质体：早期粒细胞胞质逸出形成的圆形或类圆形物质，浆呈蓝色，颗粒似早幼粒细胞胞质颗粒。易见于感染、急性髓系白血病、MDS等。

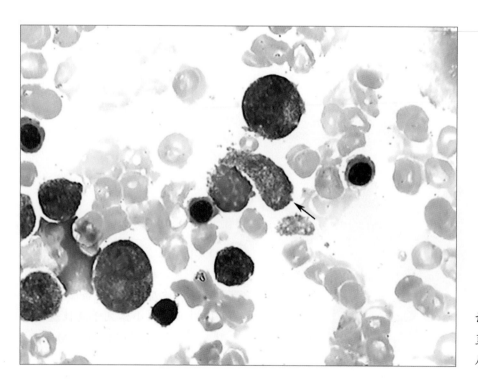

浆质体

该浆质体呈不规则形，浆呈蓝色，颗粒似早幼粒细胞质颗粒。

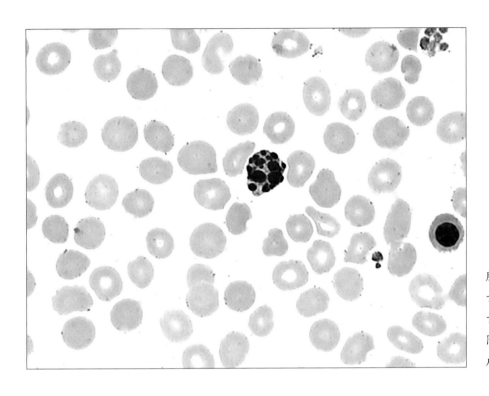

凋亡碎片

胞体内可见多个小核为凋
亡碎片。凋亡碎片：发生凋
亡的血细胞膜开始皱缩、凹
陷，核染色质固缩，最后裂
成小碎片。

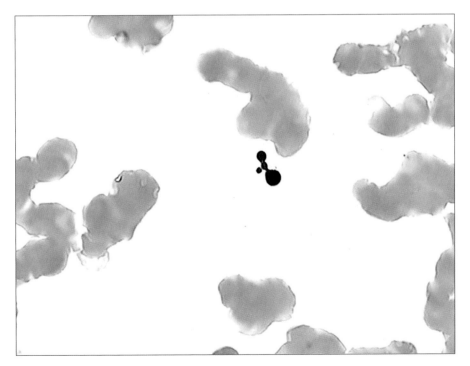

凋亡碎片

发生凋亡的细胞，核逸出胞
体外。

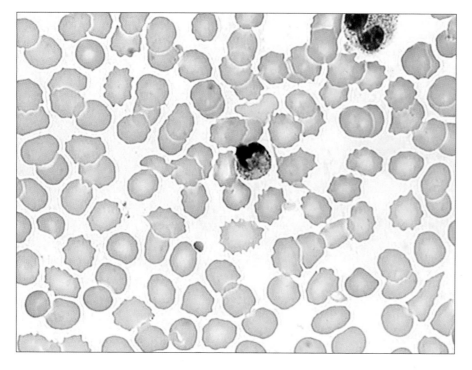

粒细胞凋亡小体

凋亡小体：细胞凋亡是细胞
死亡的一种生理形式，发生
凋亡的细胞膜将细胞质分
割，被分割的细胞质，包围
了染色质小碎片（即凋亡碎
片），形成膜结构完整的泡
状小体，称之为凋亡小体。

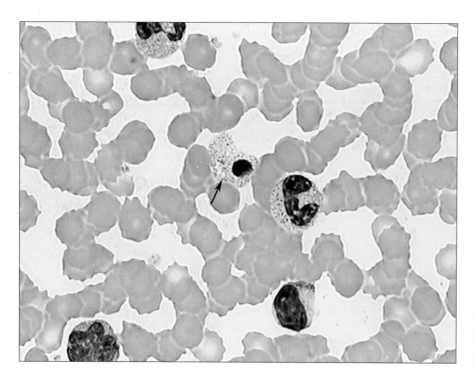

凋亡小体

凋亡小体多见于自身免疫
性疾病、病毒感染、恶性血
液病、肿瘤等。

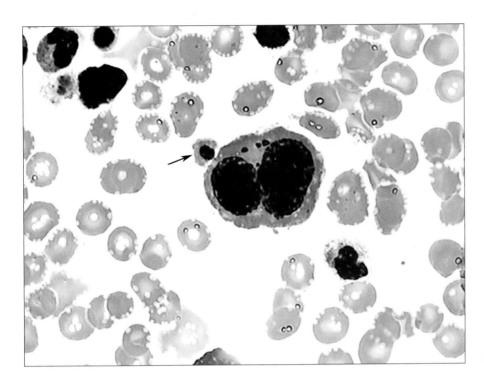

凋亡小体
幼红细胞核碎裂后分裂成小核,被分割胞质包围,形成凋亡小体(箭头)。

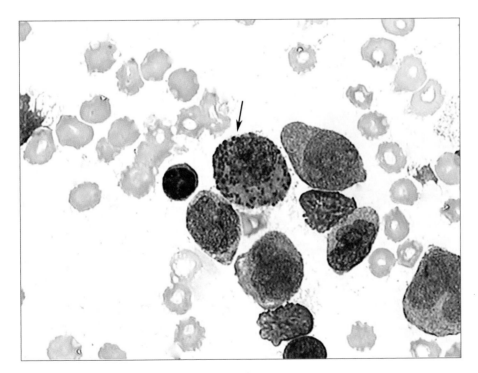

异常嗜酸性粒细胞
嗜酸性粒细胞胞质内含有较多粗大深紫红色颗粒(较嗜酸性颗粒大)(箭头),多见于急性粒单核细胞白血病(M_4E_O)等。

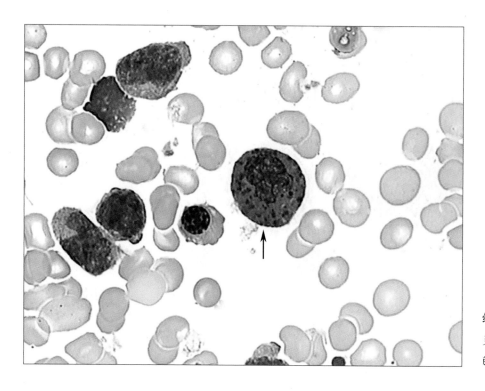

异常嗜酸性粒细胞
细胞外形较规整,胞质量多,胞质内含有较多深紫红色颗粒(箭头)。

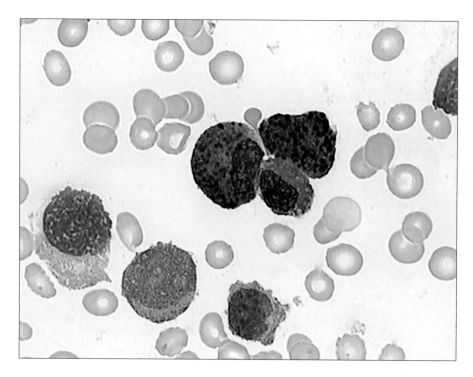

异常嗜酸性粒细胞
胞体大,胞质丰富,胞质内含有较多粗大深紫红色颗粒。

三、正常红细胞形态

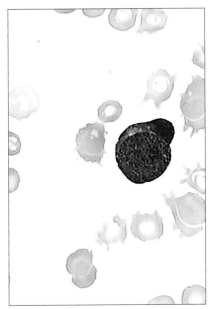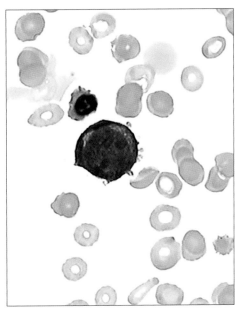

原始红细胞
（pronormoblast）
胞体直径 15～25μm，多为圆形或类圆形，边缘常有瘤状突起。胞质量偏少，呈深蓝色，不透明，胞质中无颗粒；胞核圆形、居中或略偏位，核染色质粗、均匀，呈深紫红色，核仁 1～3 个。

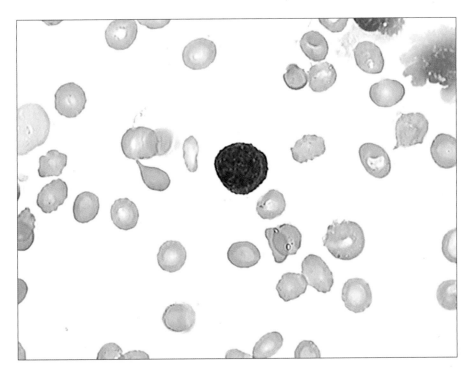

早幼红细胞（early normoblast）
胞体直径 10～18μm，胞质量略增多，其染色比原始红细胞略浅，呈不透明蓝色，瘤状突起及核周淡染区仍可见；胞核圆形，居中或稍偏位，核染色质浓集呈粗颗粒状，核仁模糊或消失。

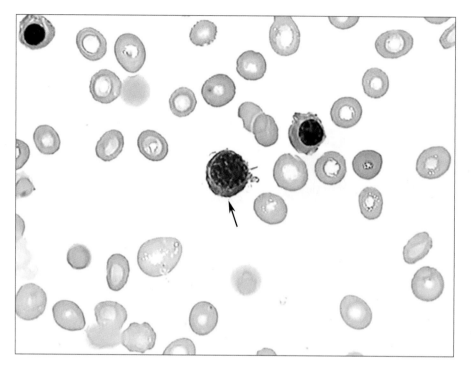

中幼红细胞(polychromatic normoblast)

胞体直径 8~15μm，胞质量偏多，胞质呈灰蓝色或灰红色；胞核呈圆形、居中，核染色质凝聚成块，像压碎饼干样，其副染色质明显，核仁完全消失（箭头）。

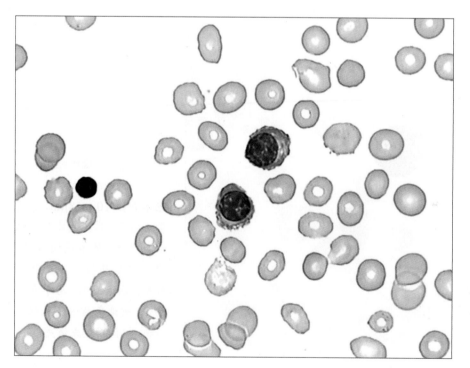

中幼红细胞(polychromatic normoblast)

胞体呈椭圆形，胞质量偏多，呈灰红色；胞核呈圆形，偏于一侧，核染色质凝聚成块，副染色质明显，核仁消失。

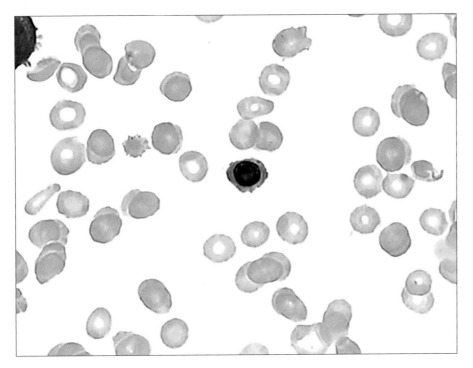

晚幼红细胞
（orthochromatic
normoblast）

胞体直径7～10μm，胞质量较中幼红偏多，呈淡红色或灰红色；胞核圆形，居中或偏位，核染色质固缩聚集，呈深紫红色或紫黑色团块状（称为碳核），副染色质少见或消失。

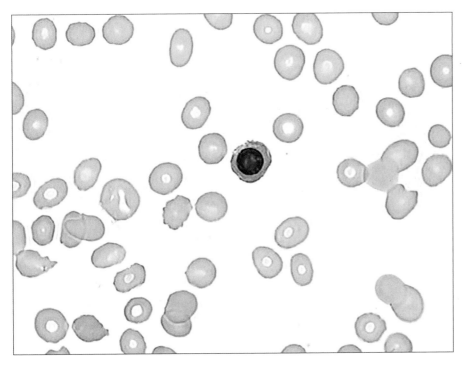

晚幼红细胞
（orthochromatic
normoblast）

胞质量多，呈灰红色；胞核圆形，居中，核染色质固缩聚集，呈紫红色，副染色质消失。

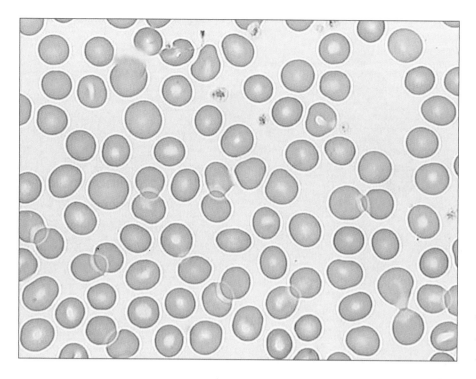

成熟红细胞(erythrocyte)
成熟红细胞胞体直径平均
为 7μm，两面呈微凹盘状，
呈淡红色，中央部分淡染。

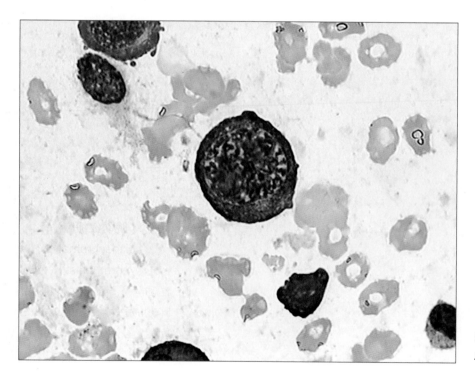

红细胞核分裂前期
染色体散乱分布，呈不规则
状，没有规律。

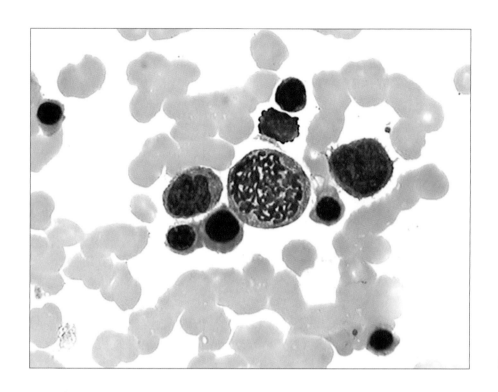

红细胞核分裂中期
染色体排列在赤道板上。

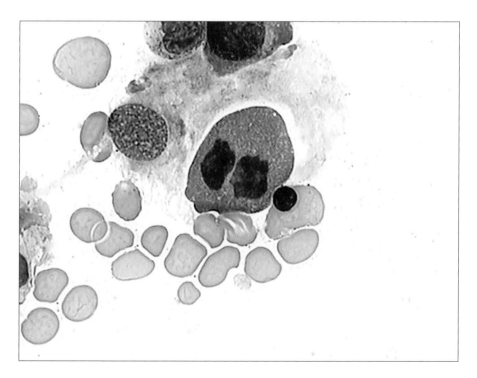

红细胞核分裂后期
着丝点分开，染色体被拉向
两极。

四、异常红细胞形态

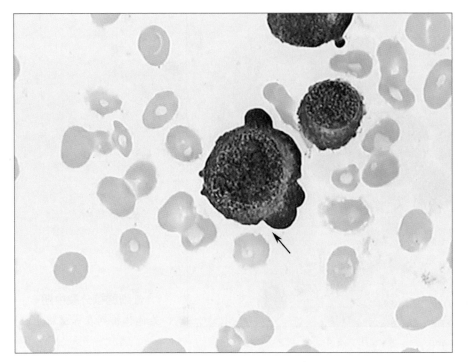

巨原始红细胞
胞体直径 > 25μm，边缘有伪足突起，胞质量多，呈深蓝色；胞核呈类圆形，核染色质粗均匀，核仁1～3个（箭头）。见于巨幼细胞贫血、MDS等。

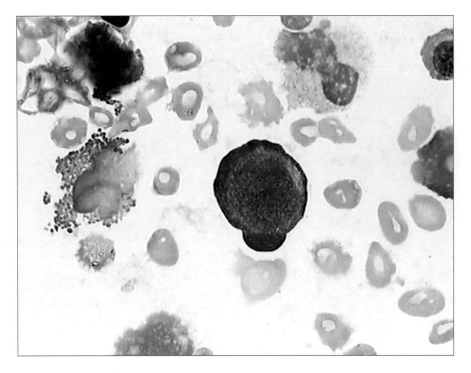

巨原始红细胞
胞体大，边缘有伪足，胞质呈深蓝色；胞核呈类圆形，核染色质粗而均匀，核仁隐约可见。

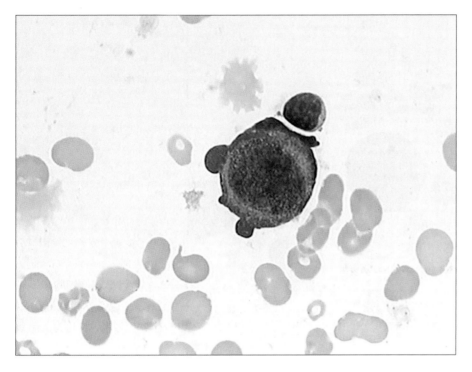

巨原始红细胞

胞体大，胞质呈深蓝色，有伪足突起；胞核呈圆形，核染色质粗而均匀，核仁不甚清楚。

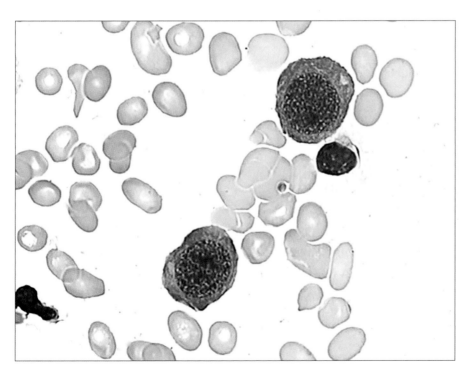

巨早幼红细胞

胞体大，胞质量多，呈蓝色；核染色质较原始红细胞粗，核仁不见。见于巨幼细胞贫血、MDS等。

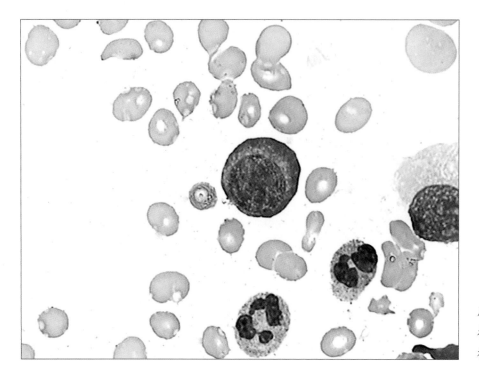

巨早幼红细胞
胞体大，胞质量多，呈蓝色；核染色质粗、不均匀，核仁模糊不清。

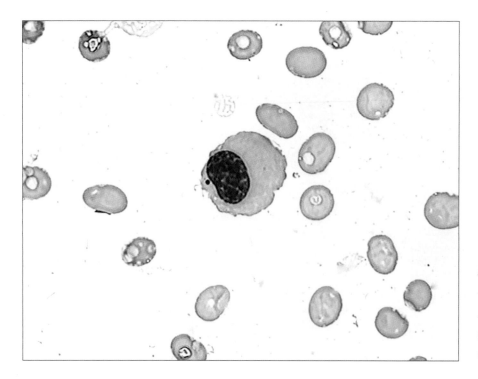

巨中幼红细胞
胞体大，外形不规整，胞质丰富，呈灰红色，胞质内可见 H-J 小体；核染色质浓集，出现副染色质。见于巨幼细胞贫血、MDS 等。

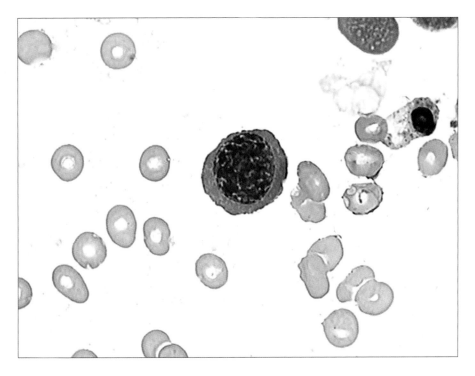

巨中幼红细胞
胞体大,胞质呈灰蓝色,核
染色质固缩,出现副染色质。

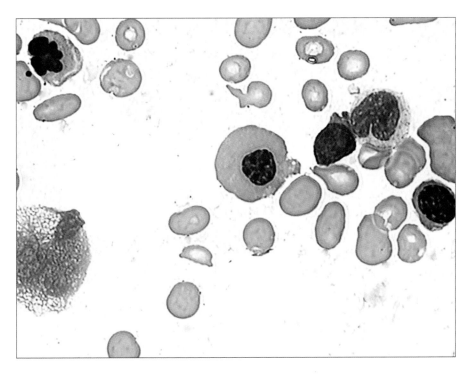

巨晚幼红细胞
胞体大,胞质丰富,呈粉红
色,核染色质聚集。见于巨
幼细胞贫血、MDS 等。

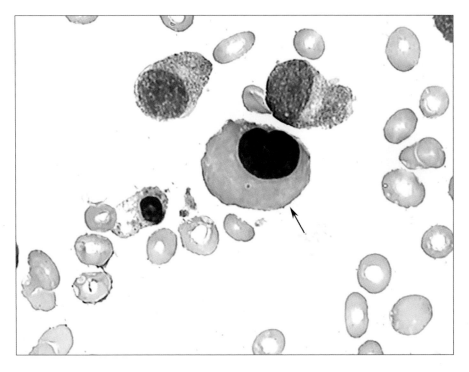

巨晚幼红细胞

胞体巨大，外形较规整，胞质丰富，呈灰红色，核形不规则，核染色质聚集呈深紫红色（箭头）。

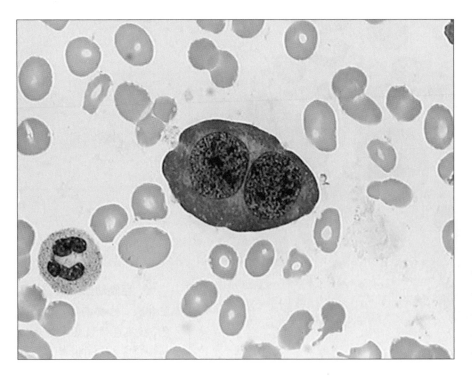

双核早幼红细胞

胞体大，外形呈椭圆形，胞质丰富，呈暗蓝色，核染色质粗，较不均匀。双核早幼红细胞见于 MDS、M_6、增生性贫血等。

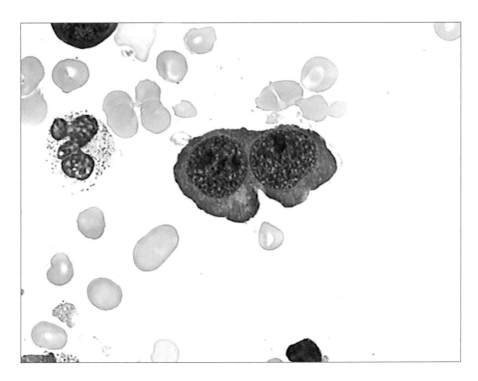

双核早幼红细胞
外形不规整，胞质丰富，呈
深蓝色，核染色质粗，核仁
模糊不清。

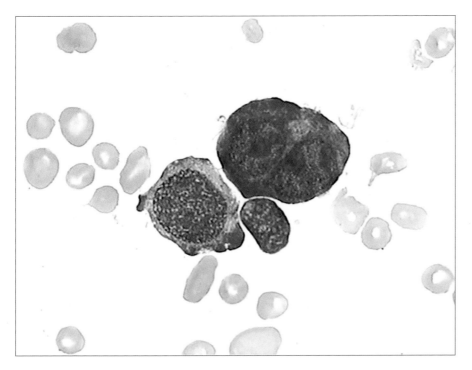

双核早幼红细胞
外形呈椭圆形，胞质量多，
呈深蓝色，核染色质粗，核
仁可见。

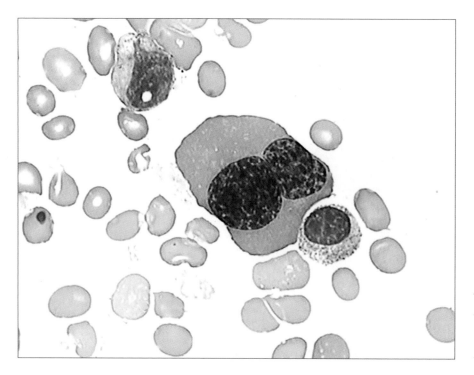

双核中幼红细胞
胞体巨大,外形不规整,胞质丰富,呈灰红色,胞核大小不一。双核中幼红细胞见于 MDS、M_6、MA 等。

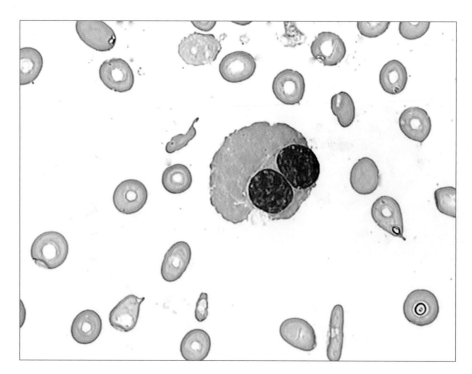

双核中幼红细胞
胞体大,外形不规整,胞质丰富,呈灰红色,核染色质固缩,出现副染色质。

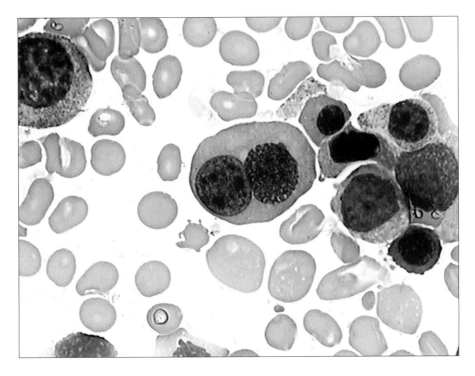

双核中幼红细胞
胞体巨大，外形较规整，胞质丰富，呈灰蓝色，核染色质皱缩不均匀，出现副染色质。

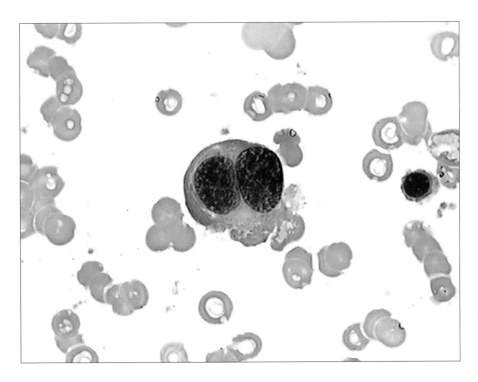

双核中幼红细胞
胞体大，外形不规整，胞质呈灰蓝色，核染色质皱缩，出现副染色质。

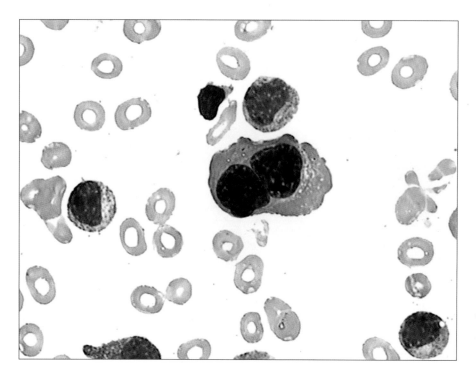

双核中幼红细胞
胞体大,外形不规整,胞质
呈灰蓝色,胞核呈类圆形,
出现副染色质。

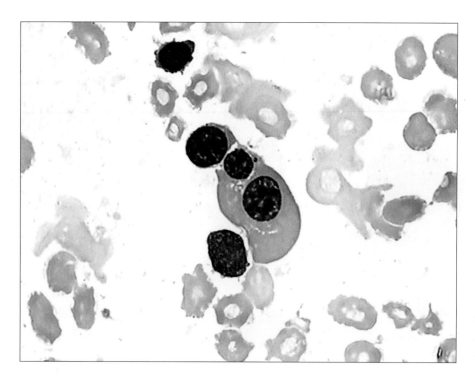

双核中幼红细胞
胞体巨大,外形不规整,胞
质呈灰红色,胞核大小不
一,出现副染色质。

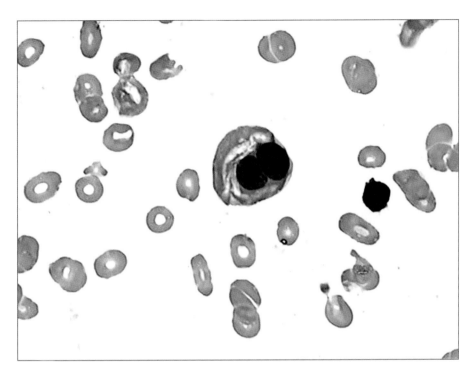

双核晚幼红细胞
胞体大，胞质丰富，呈灰红色，胞核大小不一，核染色质聚集呈深紫红色。双核晚幼红细胞见于增生性贫血、MDS、M_6 等。

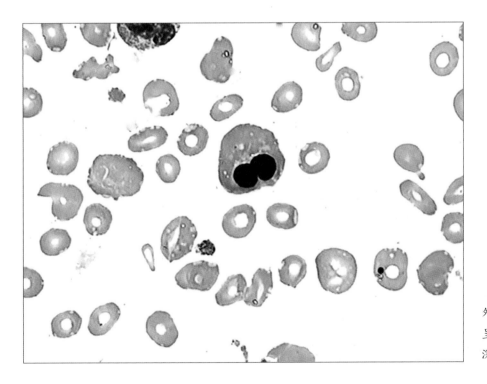

双核晚幼红细胞
外形较不规整，胞质丰富，呈灰红色，核染色质聚集呈深紫红色。

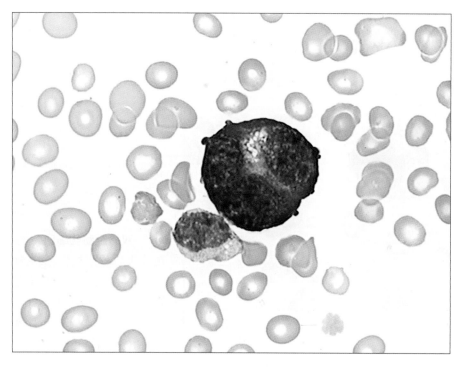

多核早幼红细胞
胞体大,可见伪足突起,胞质呈深蓝色,胞质内可见空泡,胞核大小不一,核染色质粗不均匀,核仁隐约可见。多核早幼红细胞见于MDS、M_6、MA等。

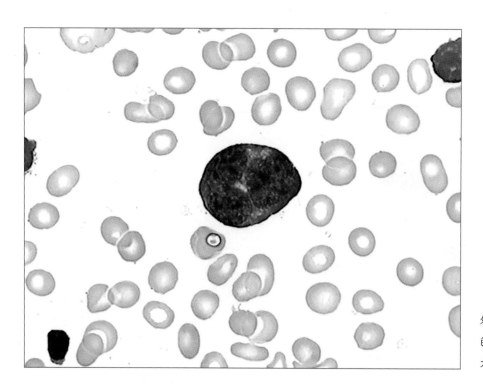

多核早幼红细胞
外形较不规整,胞质呈深蓝色,核染色质不均匀,胞核大小不一。

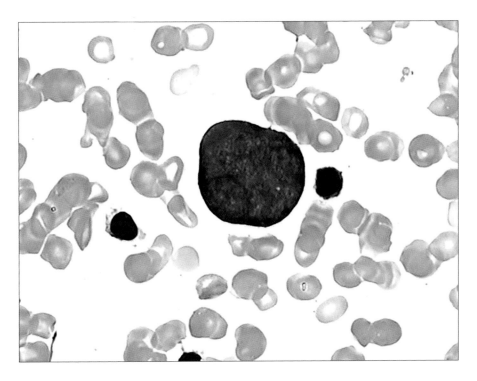

多核早幼红细胞
外形较不规整,胞质呈深蓝色,核染色质粗不均匀,核仁清楚可见,胞核大小不一。

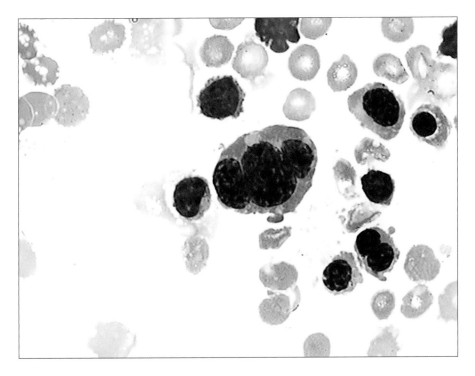

多核中幼红细胞
胞体大,外形较不规整,胞质呈灰蓝色,胞核大小不一,核染色质固缩,出现副染色质。

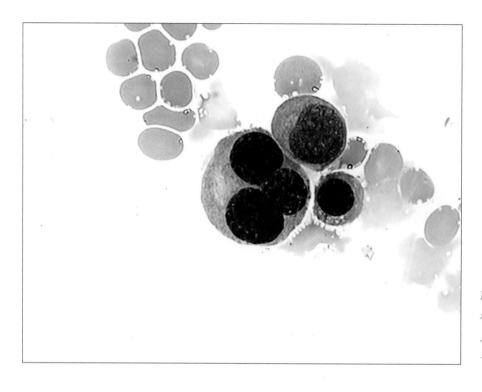

多核中幼红细胞

胞体大，胞质呈灰蓝色，胞核大小不一，出现副染色质。多核中幼红细胞多见于 MDS、M_6、CMML 等。

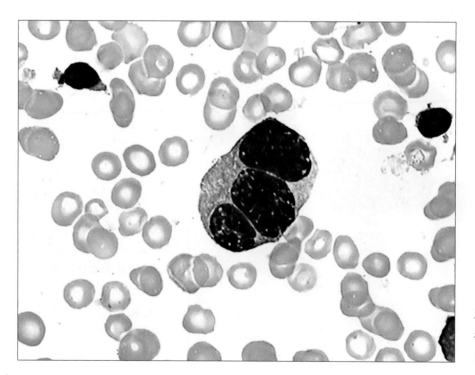

多核中幼红细胞

胞体巨大，胞质呈灰蓝色，胞核大小不一，形态异常，核染色质固缩，出现副染色质。

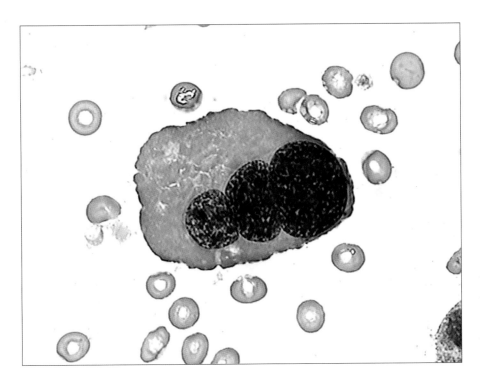

多核中幼红细胞
胞体巨大,外形不规整,胞质丰富,呈灰蓝色,胞核大小不一,核染色质皱缩,出现副染色质。此类细胞见于 MDS、CMML 等。

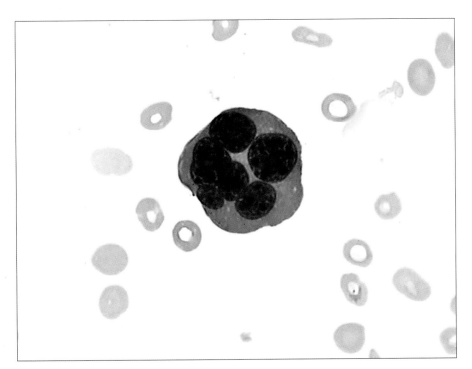

多核晚幼红细胞
胞体巨大,胞质内含有大小不一的多个细胞核,核染色质聚集呈深紫红色。多核晚幼红细胞见于 MDS、M_6、CMML 等。

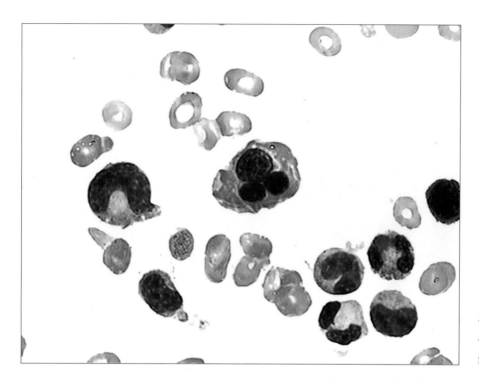

多核晚幼红细胞
胞质内含有 3 个细胞核,胞核大小不一,染色呈深紫红色。

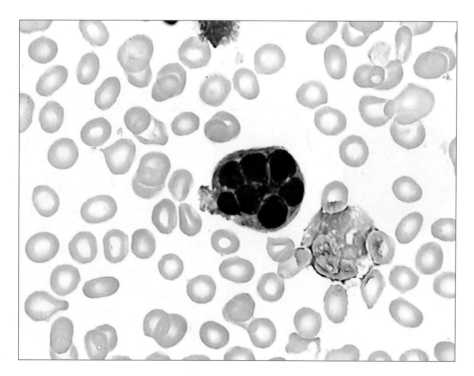

多核晚幼红细胞
细胞外形不规整,胞质呈灰蓝色,含有 7 个细胞核,核染色质聚集呈深紫红色。

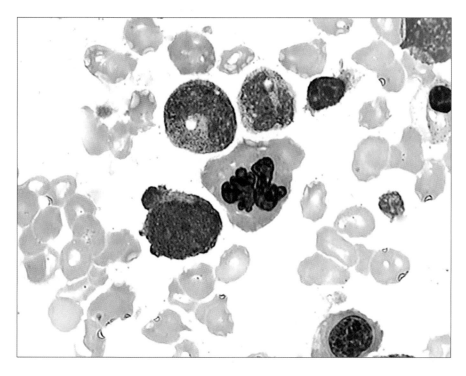

核碎裂（karyorrhexis）

细胞核碎裂，核呈不规则形，核与核之间有核丝相连。图示为胞体大，外形不规整，胞质量多，呈灰蓝色，细胞核碎裂，核呈畸形。核碎裂见于增生性贫血，MDS、M₆、CMML 等。

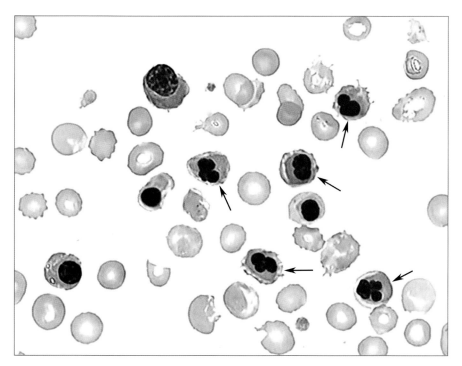

核碎裂

以中晚幼红细胞为主，易见核碎裂（箭头）。见于 MDS。

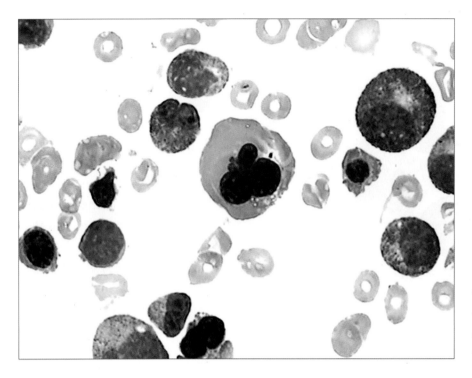

核碎裂

胞体大，外形较不规整，胞质量多，呈灰蓝色，核碎裂呈不规则形。此类细胞见于 MDS、CMML 等。

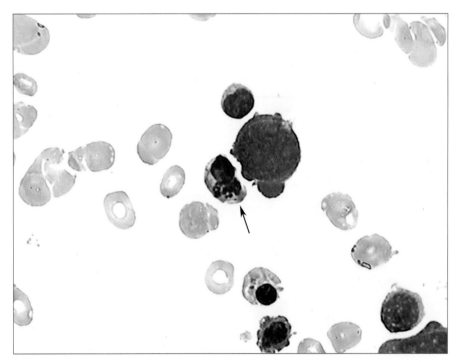

核碎裂

胞体大小正常，呈椭圆形，胞质量正常，细胞核碎裂，核呈畸形（箭头）。此类细胞见于增生性贫血、MDS 等。

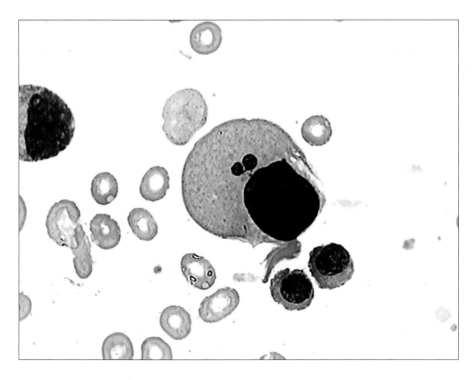

核碎裂

胞体巨大,外形不规整,胞质丰富,呈灰红色,含有较多细小蓝黑色嗜点彩颗粒,核碎裂成大小不一的核。此类细胞见于 MDS 等。

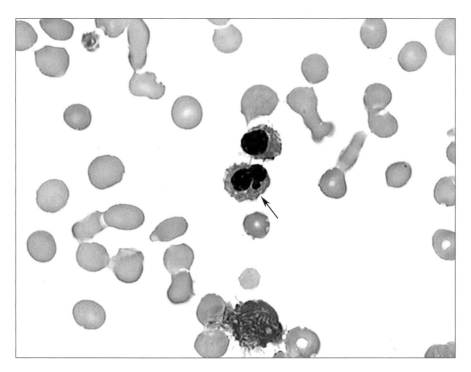

核碎裂

胞体大小正常,胞质呈灰红色,核碎裂呈不规则形(箭头)。此类细胞见于 MDS、增生性贫血等。

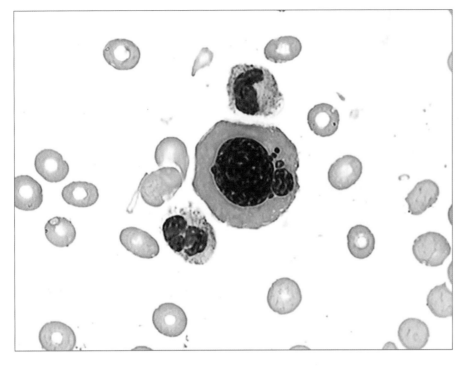

核碎裂
胞体巨大,外形不规整,胞质丰富,呈灰蓝色,核碎裂成大小不一的核。此类细胞见于 MDS、CMML 等。

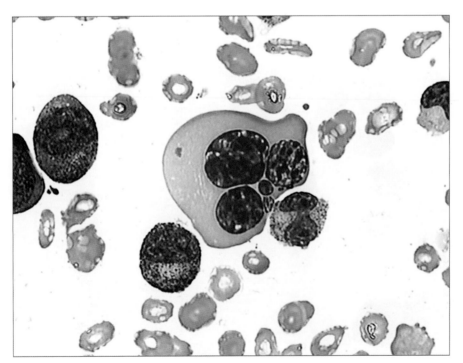

核碎裂
胞体巨大,外形不规整,胞质丰富,呈灰红色,核碎裂成大小不一的核。此类细胞见于 MDS、CMML 等。

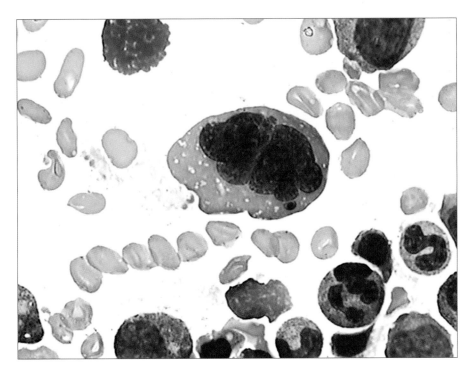

核碎裂

胞体巨大，外形不规整，胞质呈灰红色，含有较多空泡，核碎裂呈不规则形。此类细胞见于 MDS、CMML 等。

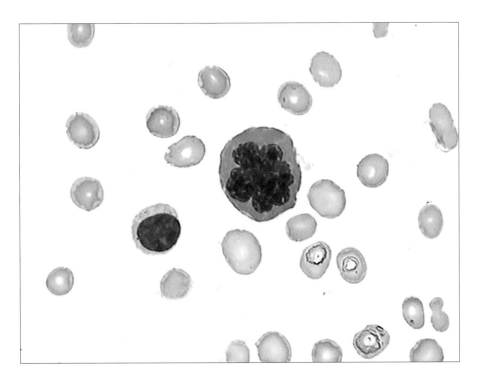

花瓣样红细胞

胞体大，外形较不规整，胞质呈灰蓝色，核碎裂呈花瓣样。花瓣样红细胞见于 MDS、M_6、CMML 等。

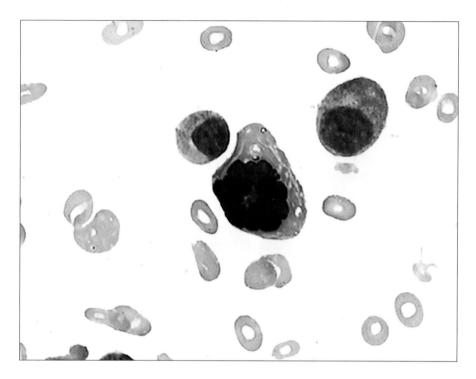

花瓣样红细胞
胞体大，外形不规整，胞质
呈灰红色，可见空泡，核碎
裂呈花瓣样。

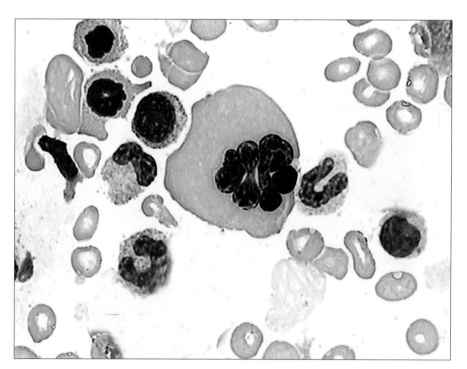

花瓣样红细胞
胞体巨大，外形不规整，胞
质丰富，呈灰蓝色，核碎裂
呈花瓣样。

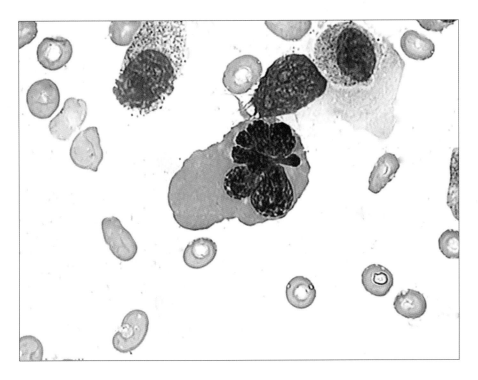

花瓣样红细胞
胞体巨大，外形不规整，胞质丰富，呈灰蓝色，核碎裂呈花瓣样。

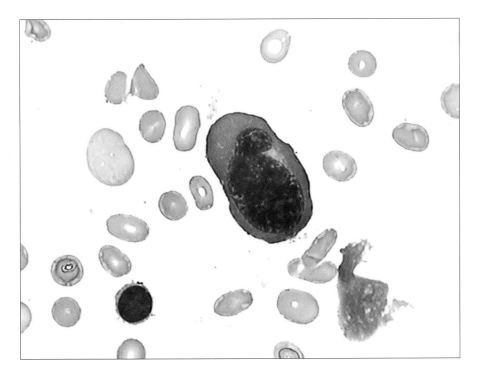

核出芽（nuclear budding）
胞体巨大，细胞呈椭圆形，胞质呈灰蓝色，核碎裂成大小不一的两个核，有核丝相连，呈生芽状，似母子核。核出芽见于增生性贫血、MDS、M_6等。

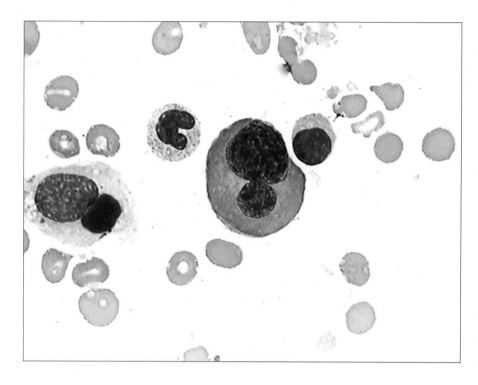

核出芽

胞体巨大，外形不规整，胞质丰富，呈灰蓝色。此类细胞见于 MDS、CMML 等。

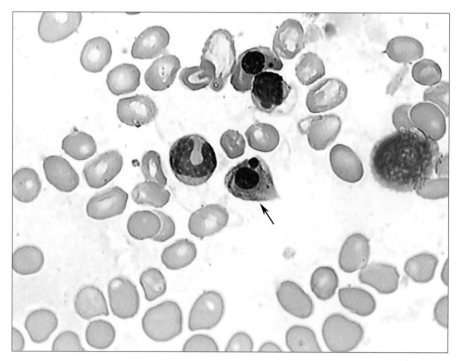

核出芽

胞质较丰富，呈灰蓝色，核碎裂成大小不一的两个核（箭头）。此类细胞见于增生性贫血、MDS 等。

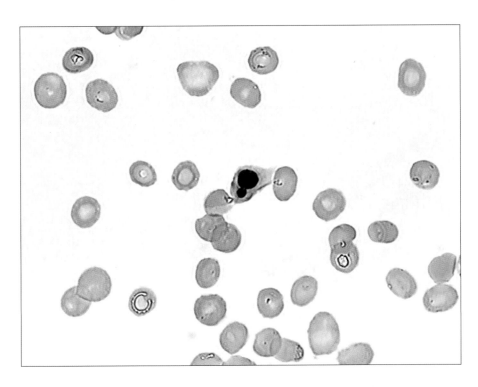

核出芽
细胞外形不规整,胞质呈粉红色,胞核呈深紫红色。

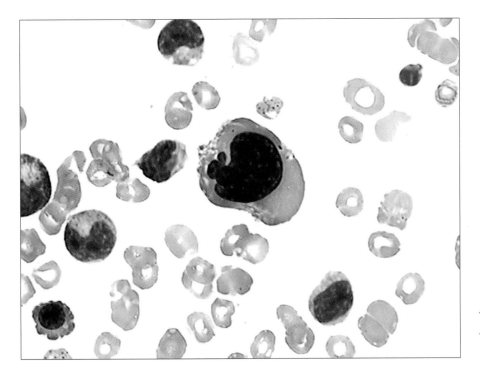

核出芽
胞体巨大,外形不规整,胞质呈灰红色。此类细胞见于 MDS、CMML 等。

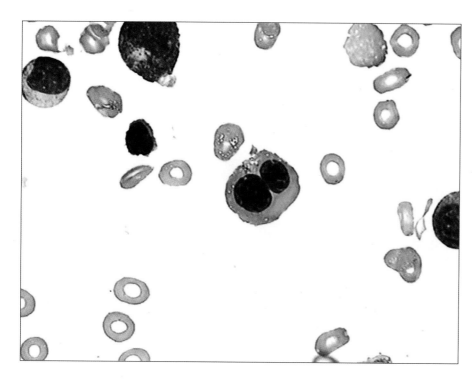

核间桥(internuclear bridging)

两个分裂的细胞核之间有核丝相连。见于增生性贫血, MDS、M_6 等。

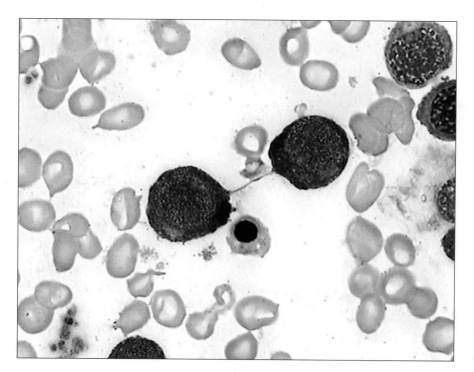

核间桥(internuclear bridging)

两个分裂的早幼红细胞之间有细丝相连。

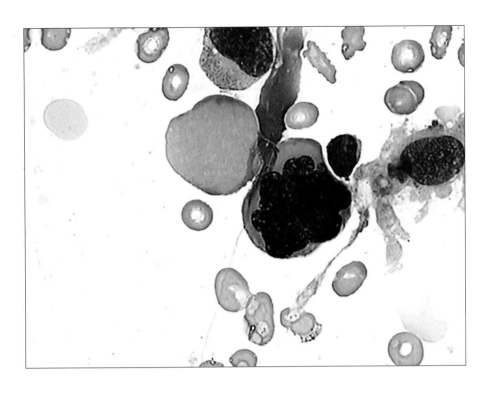

巨大蓝染红细胞、核碎裂

见于 MDS、M₆ 等。

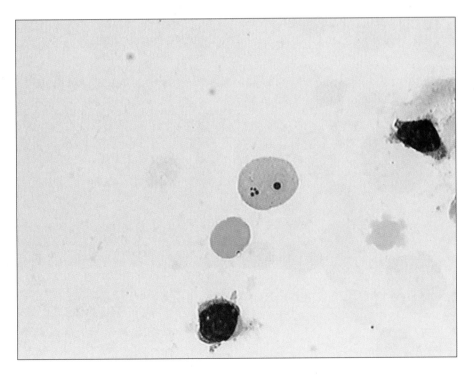

H-J 小体(Howell Jollys body)

成熟红细胞中含有多个大小不一的 H-J 小体,又称为豪周小体。H-J 小体呈圆形,大小 1～2μm,紫红色,位于成熟红细胞或幼红细胞胞质中,1 个或多个。

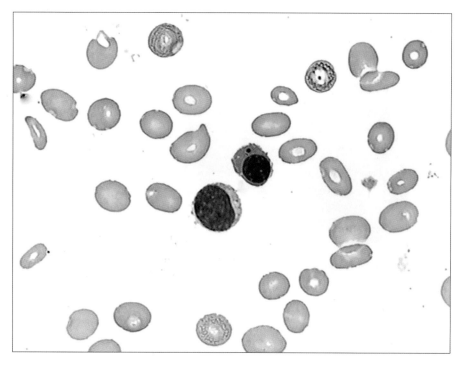

H-J 小体

幼红细胞胞质内含有 H-J 小体。此种物质是细胞在分裂过程中出现的一种异常染色质，或是核碎裂后所剩的残核部分。常见于溶血性贫血、巨幼细胞贫血、MDS 等。

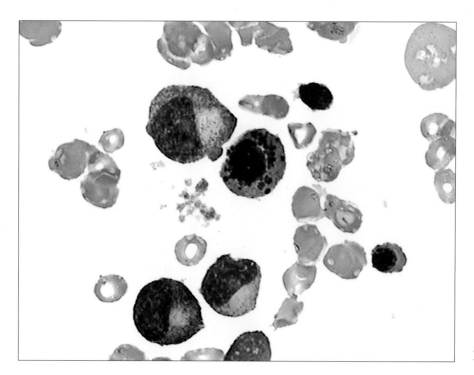

H-J 小体

细胞核碎裂后，形成数个 H-J 小体。

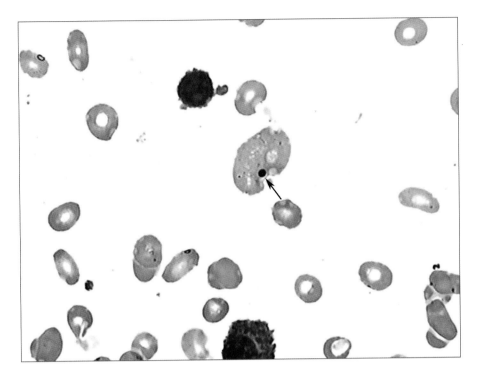

H-J 小体
成熟红细胞中可见 H-J 小体
（箭头）。

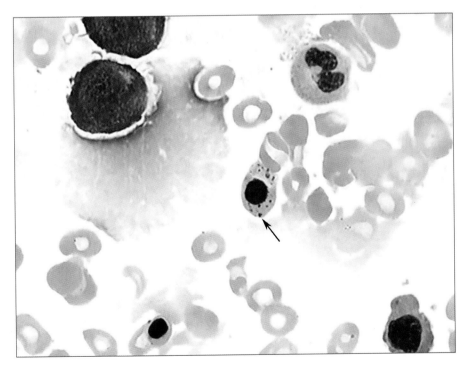

嗜碱性点彩红细胞
成熟红细胞或幼红细胞胞
质中出现大小不等，多少
不一的蓝黑色颗粒（箭头）。
常见于卟啉病、溶血性贫
血、巨幼细胞贫血、MDS、
重金属盐中毒等。

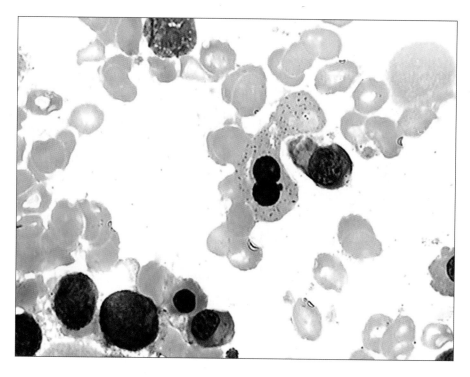

嗜碱性点彩红细胞

形态异常双核晚幼红嗜碱性点彩细胞,细胞外形不规整,胞质量多,呈灰红色,胞质内含有较多蓝黑色颗粒。

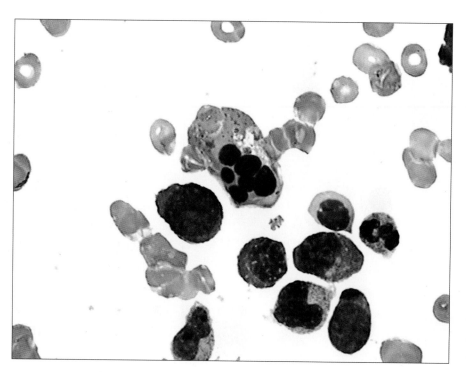

嗜碱性点彩红细胞

多核晚幼红嗜碱性点彩细胞,胞体大,外形不规整,胞质量多,呈灰红色,胞质内含有较多蓝黑色颗粒。

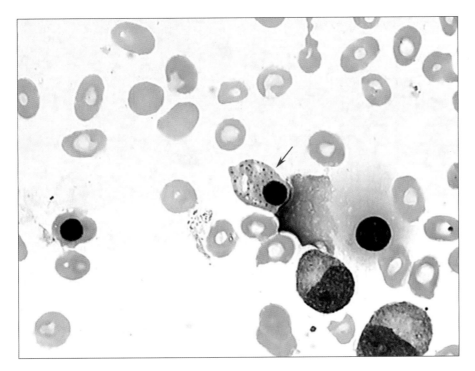

嗜碱性点彩红细胞

巨晚幼红嗜碱性点彩细胞，
细胞外形较规整，胞质量
多，呈灰红色，胞质内含有
较多蓝黑色颗粒（箭头）。

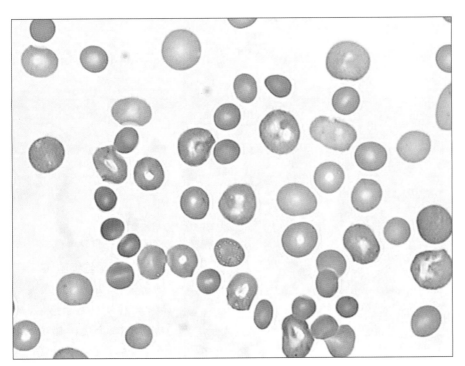

嗜多色性红细胞

细胞呈灰蓝色，较成熟红细
胞体积大，属于尚未完全成
熟的红细胞。经煌焦油蓝
染色后即表现为网织红细
胞。在各种增生性贫血中均
较易见，尤以溶血性贫血、
急性失血性贫血更加多见。

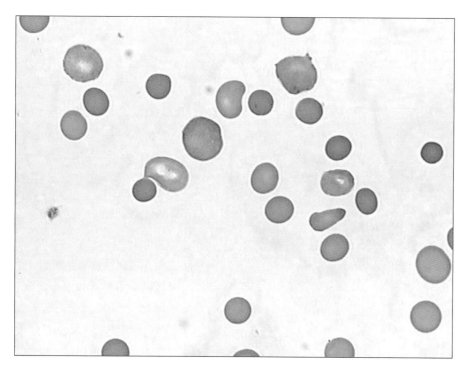

球形红细胞

细胞较正常红细胞体积小，直径小于 6.4μm，厚度大于 2.6μm，染色较深，中心淡染区消失，呈小球形。球形红细胞增多见于遗传性球形红细胞增多症、自身免疫性溶血性贫血。

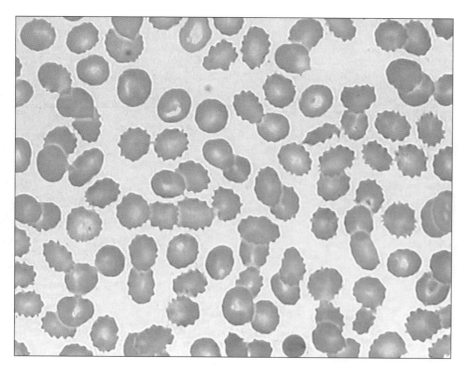

棘形红细胞

细胞边缘呈针刺状或尖刺状，此种细胞见于感染、肝功能异常、血浆 β- 脂蛋白缺乏症或制片时人为造成。

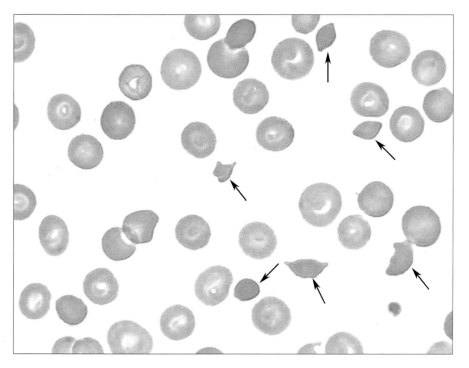

破碎红细胞(裂片红细胞)
系红细胞的碎片，外形不规则，一般无淡染区，呈半圆盘状、口形、三角形、盔形及小球形细胞等(箭头)，多见于微血管病性溶血性贫血等。

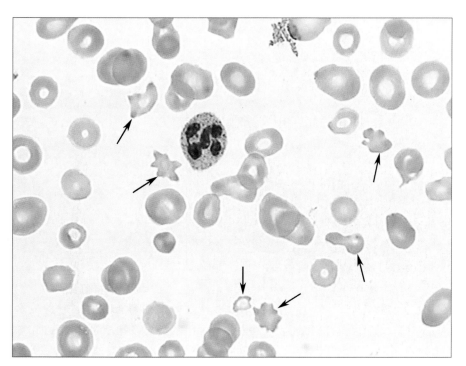

畸形红细胞
畸形红细胞可见淡染区，细胞大小不一，形态各异，包括泪滴样红细胞、锯齿状红细胞、棒状红细胞及红细胞碎片(裂片红细胞)等(箭头)。见于 MDS、增生性贫血等。

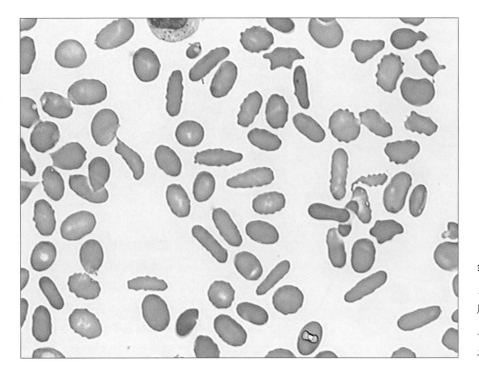

椭圆形红细胞

细胞形态呈椭圆形或棒状。多见于遗传性椭圆形红细胞增多症,骨髓纤维化;可见于MDS、缺铁性贫血、溶血性贫血。

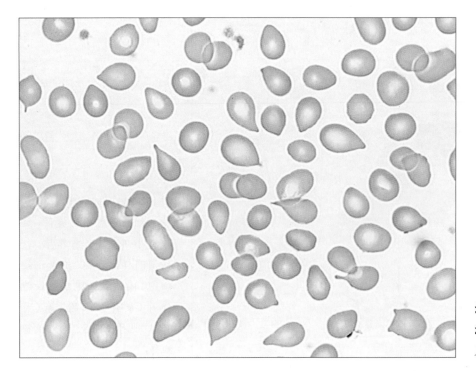

泪滴样红细胞

泪滴样红细胞:形态似水滴。多见于骨髓纤维化;可见于MDS、溶血性贫血等。

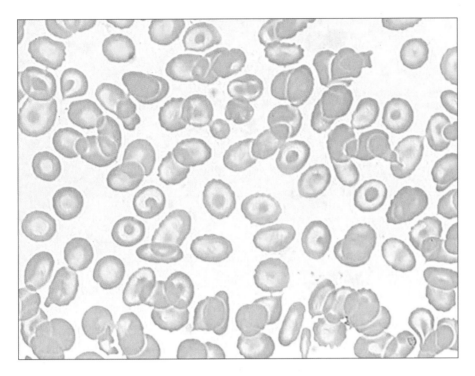

靶形红细胞

成熟红细胞中央色深，呈红色，周围淡染，如射击之靶。见于海洋性贫血、重度缺铁性贫血、阻塞性黄疸、肝病等。

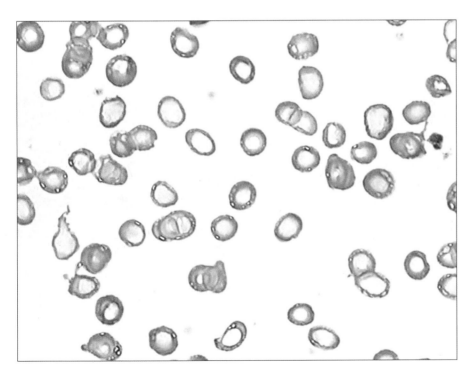

小细胞低色素

红细胞体积偏小，中心淡染区扩大。小细胞低色素性贫血见于缺铁性贫血、铁粒幼红细胞性贫血、海洋性贫血等。

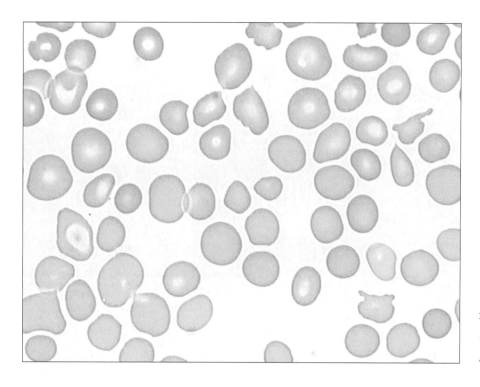

红细胞大小不一

红细胞体积偏大，形态大小
不一。见于 MDS、巨幼细
胞贫血等。

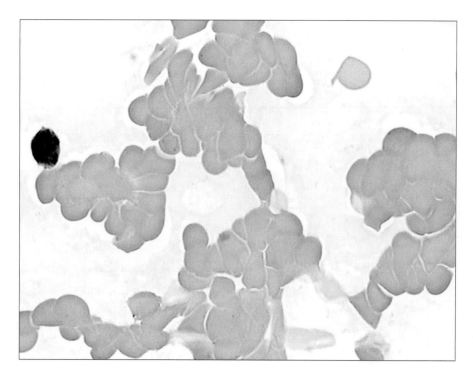

红细胞聚集成堆

成熟红细胞数量不等，无规
则聚集在一起。见于冷凝
集素综合征。

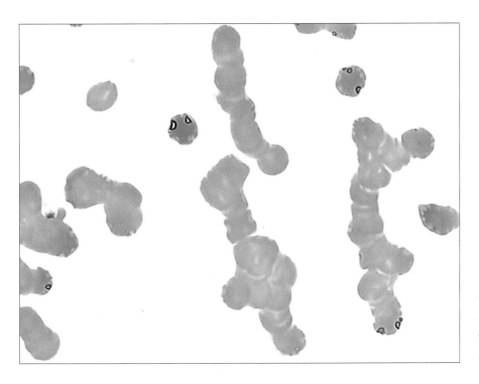

红细胞缗钱状排列
成熟红细胞沿着长轴相连呈串钱状。见于多发性骨髓瘤，原发性巨球蛋白血症、其他球蛋白增高等疾病。

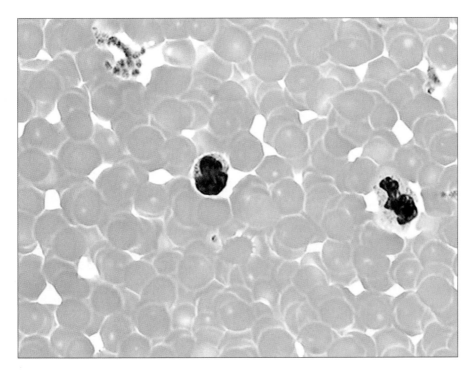

红细胞密集排列
成熟红细胞排列间隙小，甚至无间隙。见于真性红细胞增多症、血红蛋白增高等疾病。

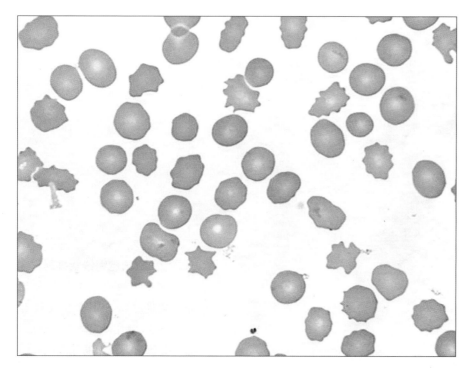

锯齿状红细胞

锯齿状红细胞表面有多种形式突起，突起间距、长度和宽度不规则。见于肾功能异常、溶血性贫血、MDS等。

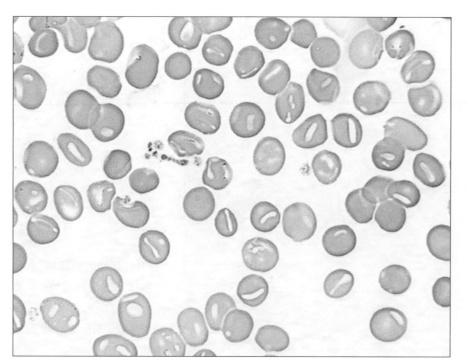

口形红细胞

红细胞近中央，有一苍白区呈长条状，似口形。口形红细胞增多见于遗传性口形红细胞增多症，心、肺、肝、胆疾病，恶性肿瘤，结缔组织疾病等。

五、正常巨核细胞形态

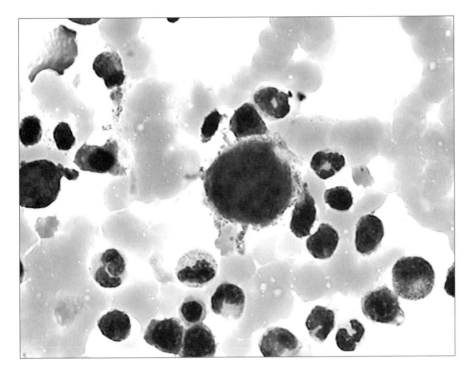

原巨核细胞
（megakaryoblast）
胞体直径 15～30μm，圆形
或不规则形。胞质量较少，
呈不透明深蓝色，无颗粒；
胞核大，圆形或不规则形，
核染色质粗，排列紧密不均
匀，染色呈紫红色，可见 2～
3 个核仁，常模糊不清晰。

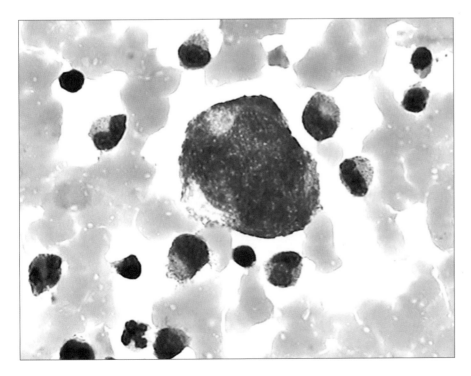

幼巨核细胞
（promegakaryocyte）
胞体直径 30～50μm，常呈
不规则形。胞质较丰富，呈
浅蓝色；胞核不规则，呈肾
形或分叶状，有时呈双核甚
至多核，核染色质粗颗粒状
或小块状，核仁模糊或消失。

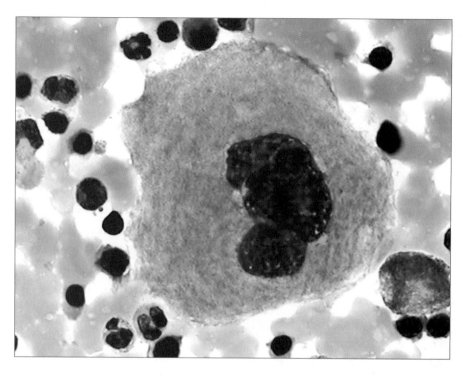

颗粒型巨核细胞(granular megakaryocyte)

胞体直径40～70μm,有时可达100μm以上,呈不规则形,胞膜较完整。胞质极丰富,充满大量细小淡紫红色颗粒;胞核巨大、不规则,常分成3～5个叶,核染色质呈粗块状或条状,无核仁。

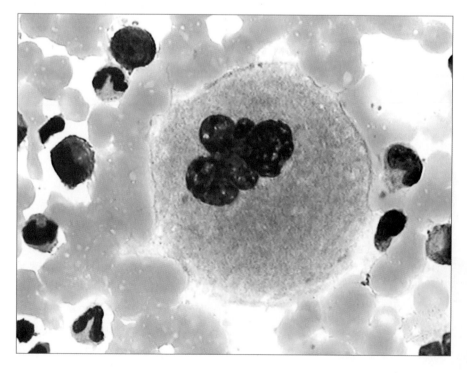

颗粒型巨核细胞(granular megakaryocyte)

胞体大,呈类圆形,胞膜完整。胞质丰富,充满大量细小淡紫红色颗粒;胞核大,不规则,分5个叶,核染色质呈粗块状,无核仁。

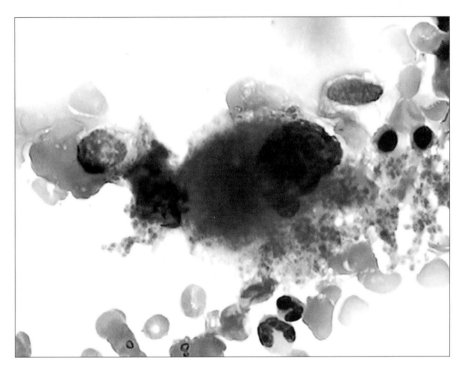

产板型巨核细胞
（thrombocytogenic megakaryocyte）
胞体直径 40～70μm，有时可达 100μm。胞质极丰富，颗粒可聚集呈簇（称为雏形血小板），胞膜不完整，多呈伪足状或毛边状，其周边常见释放出来的血小板。

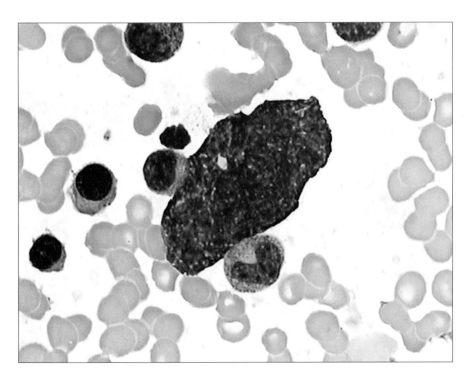

裸核型巨核细胞（naked megakaryocyte）
胞质无或有少许胞质；胞核同产板型巨核细胞。

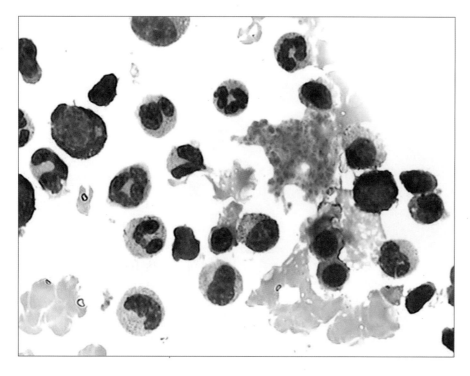

血小板（platelet）

胞体直径 2～4μm，呈星形、圆形、椭圆形或不规则形。浆呈淡蓝色或淡红色，中心部位有细小紫红色颗粒，无胞核。由于血小板具有聚集性，故骨髓涂片上的血小板常成堆出现。

六、异常巨核细胞形态

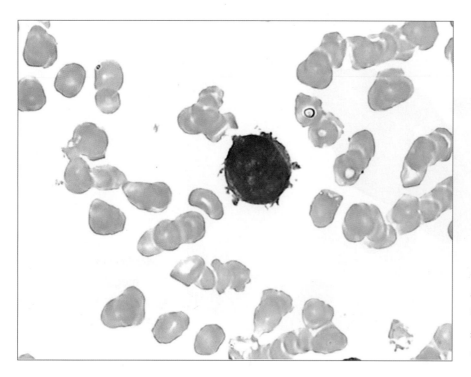

原始小巨核细胞

原始小巨核细胞似淋巴细胞，胞质量少，呈蓝色，不透明，有伪足突起，核染色质粗、致密，核仁不清楚。见于 MDS、AML-M$_6$ 等。

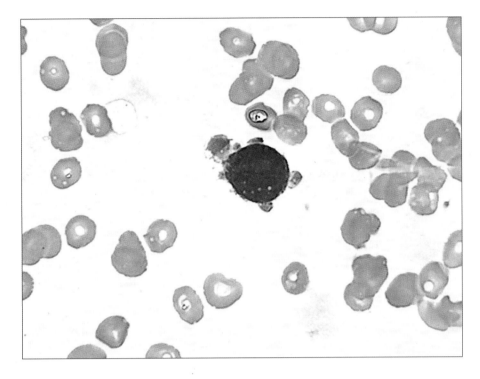

原始小巨核细胞
胞质量少,呈灰蓝色,不透明,有伪足突起,核染色质粗、致密,核仁不清楚。

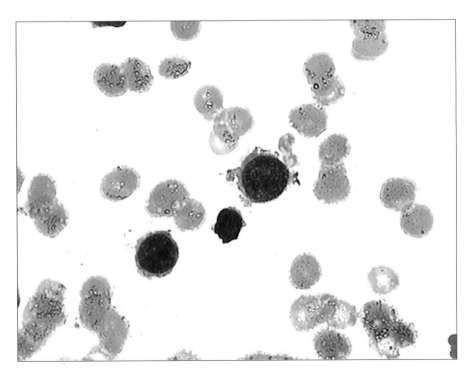

原始小巨核细胞
胞体小,似淋巴细胞,胞质可见伪足突起,呈不透明深蓝色,核染色质致密,核仁不清楚。

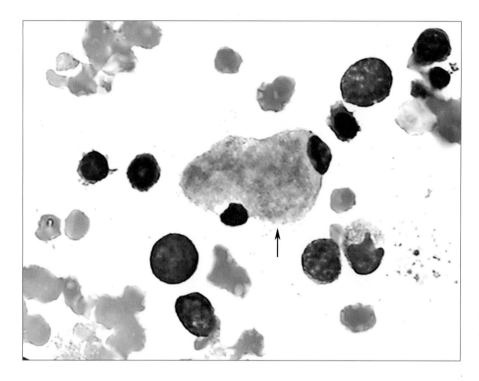

微核巨核细胞
细胞核极小，呈不规则形
（箭头）。见于MDS、急性髓
系白血病等。

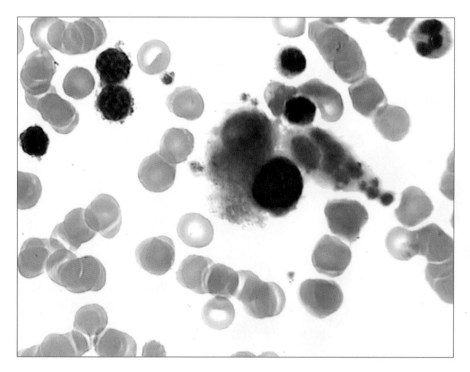

颗粒型小巨核细胞
胞体小，核小呈类圆形或不
规则形。见于MDS、骨髓纤
维化、急性髓系白血病等。

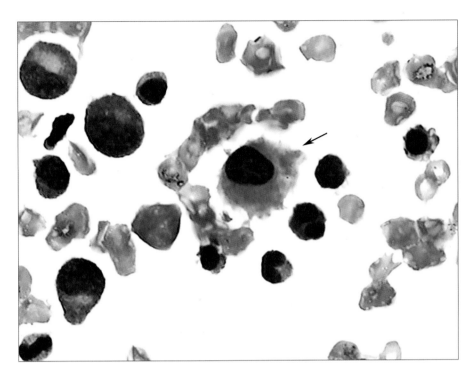

颗粒型小巨核细胞
巨核细胞体积小,胞核呈不
规则形(箭头)。

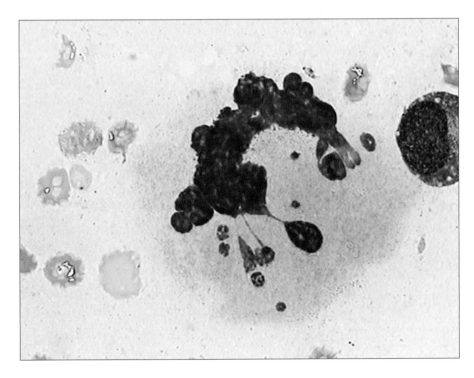

分叶过多巨核细胞
核形异常分多个小核的巨
核细胞,此类巨核细胞多见
于巨幼细胞贫血。

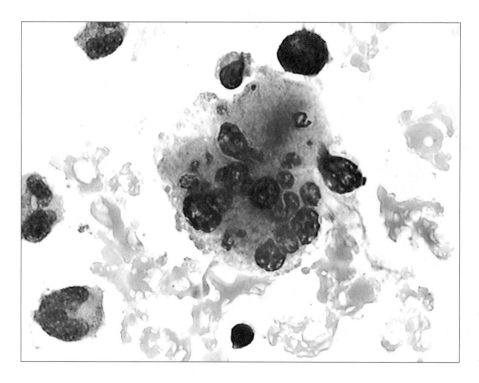

分叶过多巨核细胞
分叶过多可见多个小核的巨核细胞,此类巨核细胞多见于巨幼细胞贫血。

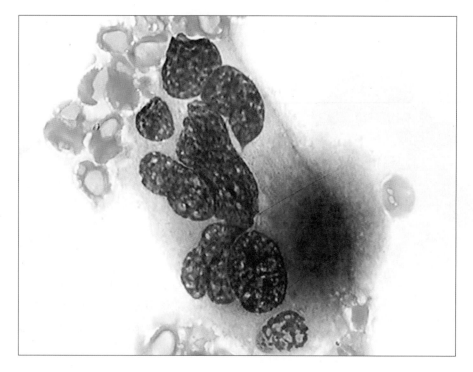

分叶过多巨核细胞
胞体中含有多个分叶核的巨核细胞。正常巨核细胞核分3~5个叶,有核丝相连。此类分叶过多巨核细胞见于原发性血小板增多症、免疫性血小板减少症、MA、MDS等。

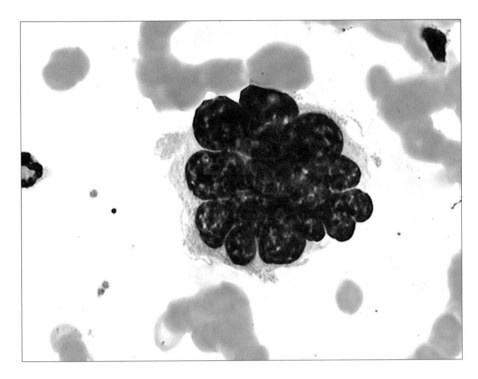

分叶过多巨核细胞
胞体边缘不整，胞质呈粉红色，胞核呈花瓣样分叶过多。

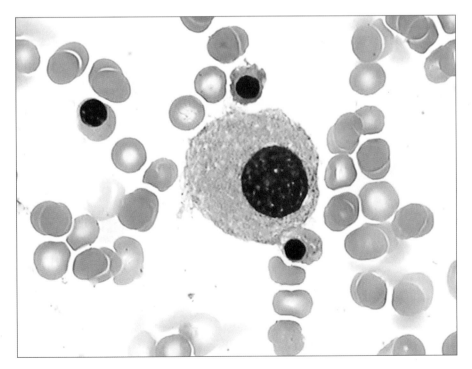

单圆核巨核细胞
胞核体积偏小，不分叶，呈圆形或类圆形，以颗粒型巨核细胞多见。见于 MDS、急性髓系白血病、CMML 等。

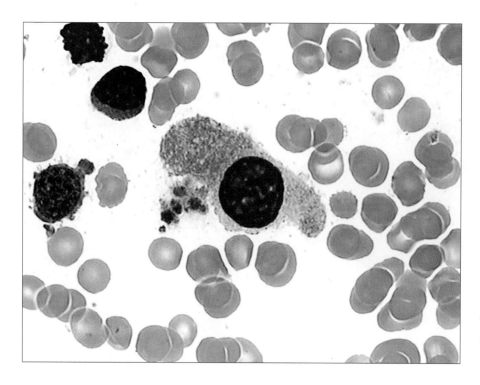

单圆核巨核细胞
胞体呈不规则形,胞质内以
细小紫红色颗粒为主,胞核
小,呈圆形,不分叶。

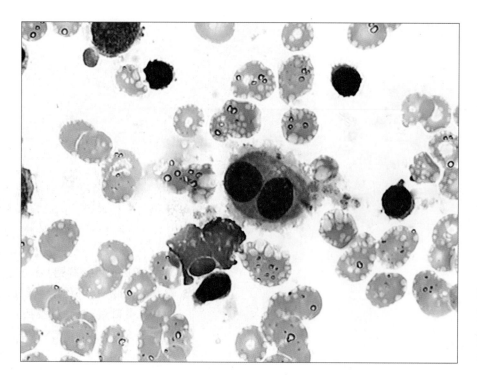

双圆核巨核细胞
胞体中,可见两个圆形或类
圆形细胞核,以颗粒型巨核
细胞多见。见于 MDS、急
性髓系白血病、CMML 等。

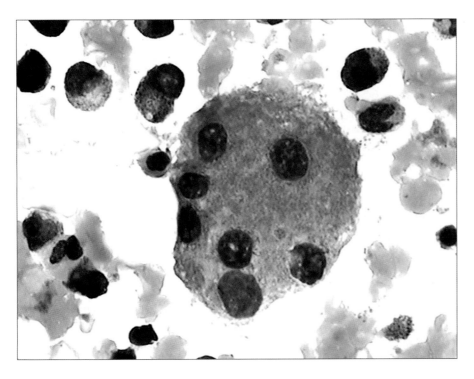

多圆核巨核细胞
胞体中,含有3个以上圆形或类圆形细胞核,无核丝相连,以颗粒型巨核细胞多见。见于 MDS、急性髓系白血病、CMML 等。

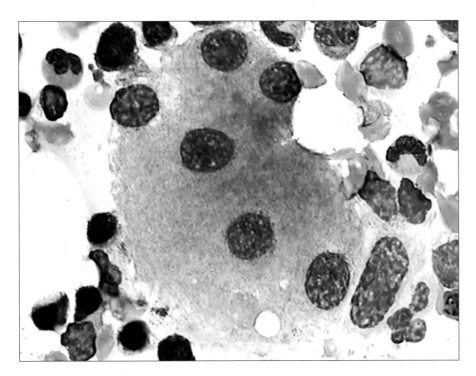

多圆核巨核细胞
颗粒型巨核细胞中,含有6个小圆细胞核。

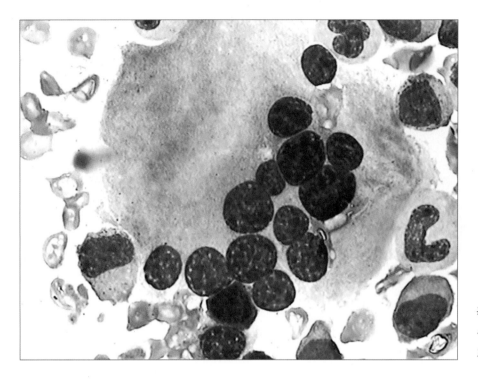

多圆核巨核细胞
颗粒型巨核细胞中,含有多个小圆细胞核,胞核大小不一。

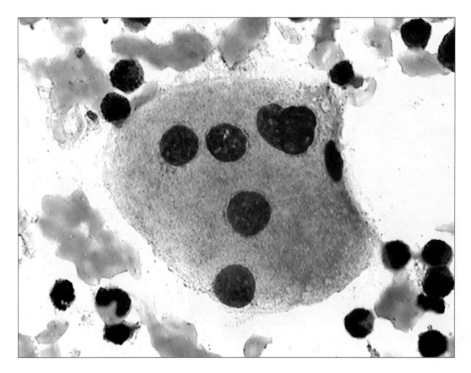

多圆核巨核细胞
颗粒型巨核细胞中,含有多个小圆细胞核。

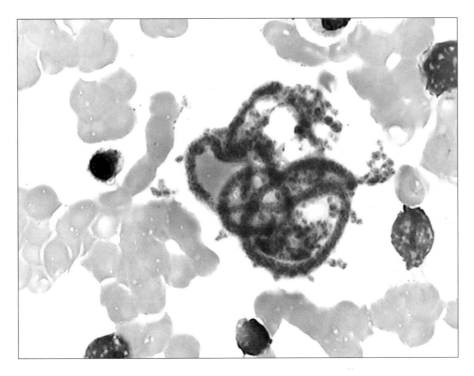

形态异常的血小板
血小板呈线团状。见于
MDS、CMML 等。

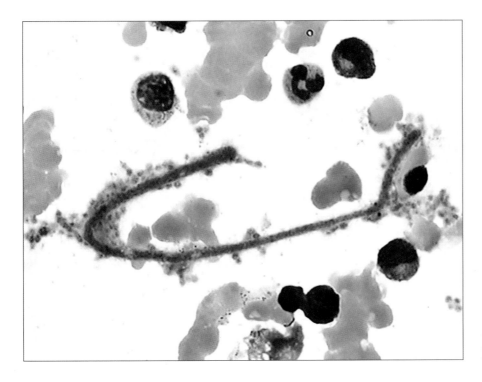

形态异常的血小板
血小板呈线绳状。见于
MDS、CMML、AML-M$_6$ 等。

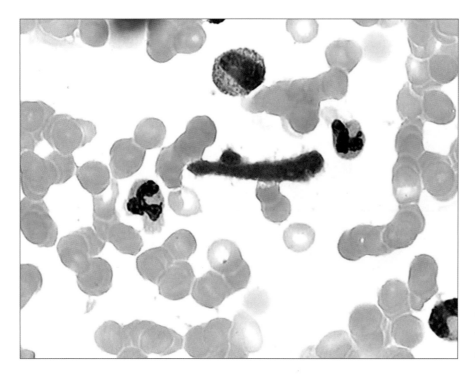

形态异常的血小板
血小板形态异常，呈长条状，见于 MDS、CMML、AML-M$_6$ 等。

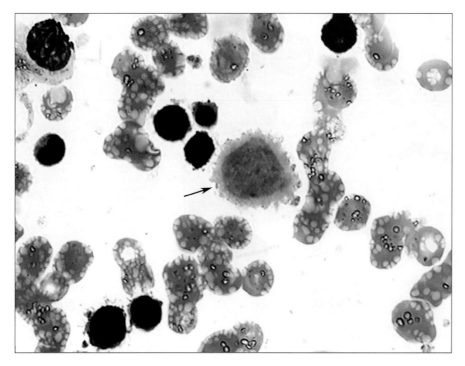

形态异常的血小板
巨大的血小板，外浆呈蓝色，内浆呈红色。此类血小板见于 MDS、CMML 等。

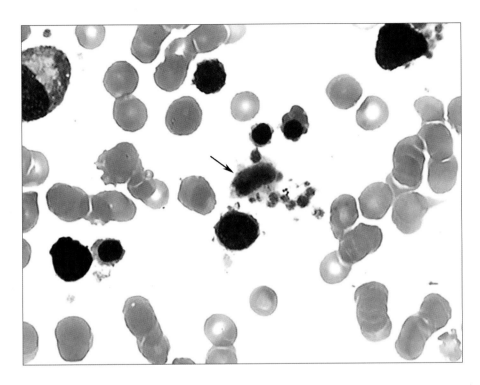

形态异常的血小板

血小板体积大,呈椭圆形(箭头)。此类血小板见于MDS、免疫性血小板减少症等。

七、单核细胞形态

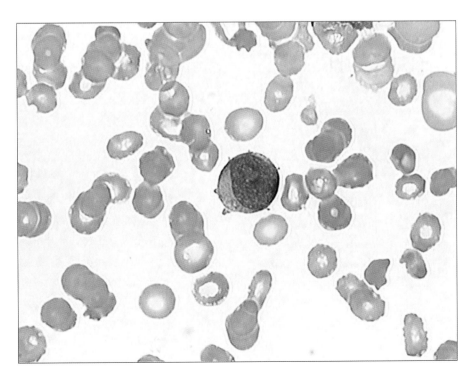

原单核细胞(monoblast)

原单核细胞Ⅰ型　胞体直径14～25μm,圆形或不规则形,可见伪足,胞质量多,呈不透明蓝色或浅蓝色,无颗粒;胞核多为圆形或类圆形,核染色质呈纤细网状,染色呈淡紫红色,核仁1～3个,大而清楚。

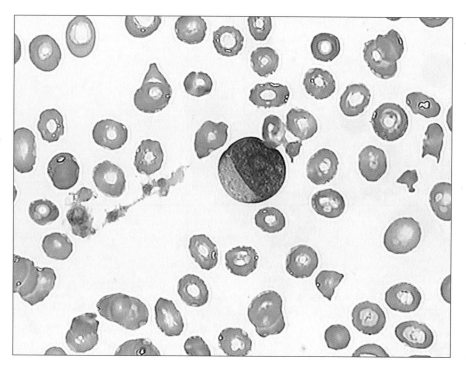

原单核细胞(monoblast)
原单核细胞Ⅰ型 呈圆形，胞质量多，呈浅蓝色，无颗粒；胞核为类圆形，核染色质呈纤细网状，染色呈淡紫红色，核仁大而清楚。

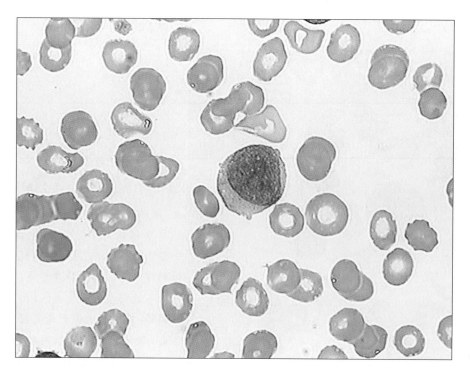

原单核细胞(monoblast)
原单核细胞Ⅱ型 胞体直径 14～25μm，圆形或不规则形，胞质量多，呈浅蓝色或不透明灰蓝色，有少许针尖样细小紫红色颗粒；胞核呈圆形或不规则形，可有凹陷、折叠、扭曲，核染色质疏松呈细网状，核仁 1～3 个。

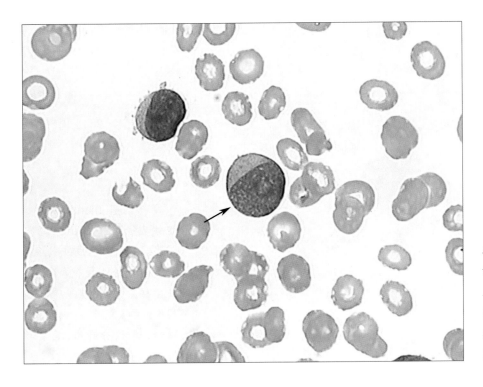

原单核细胞(monoblast)
原单核细胞Ⅱ型 细胞呈圆形,胞质量多,呈浅蓝色,核呈类圆形,胞质内有少许针尖样细小紫红色颗粒;核呈类圆形,核染色质疏松呈细网状,核仁大而清楚(箭头)。

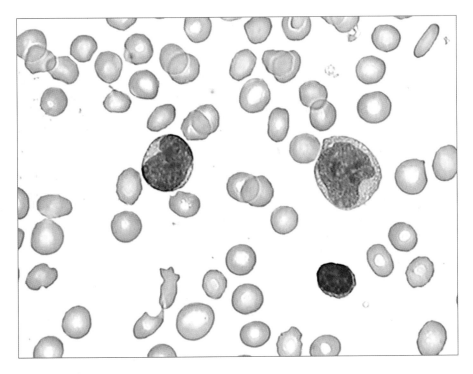

幼单核细胞(promonocyte)
胞体直径15~25μm,圆形或不规则形,胞质较丰富,呈不透明灰蓝色,含数量不等的细小紫红色颗粒;胞核不规则,呈扭曲、折叠或有切迹,核染色质较粗,开始聚集呈网状,核仁消失。

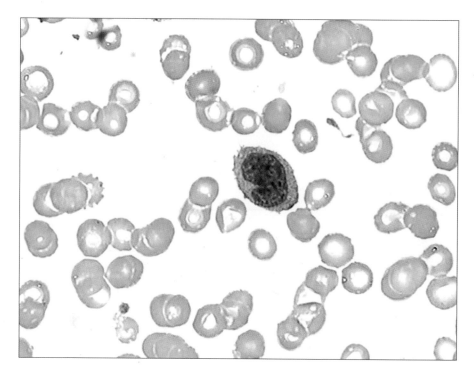

单核细胞（monocyte）
胞体直径 12～20μm，胞质量多，呈灰蓝色或灰粉色，胞质内可见数量不等、细小灰尘样紫红色颗粒；胞核不规则，常呈肾形、杆状形、马蹄形、S形、分叶形、笔架形等，核染色质呈粗网状。

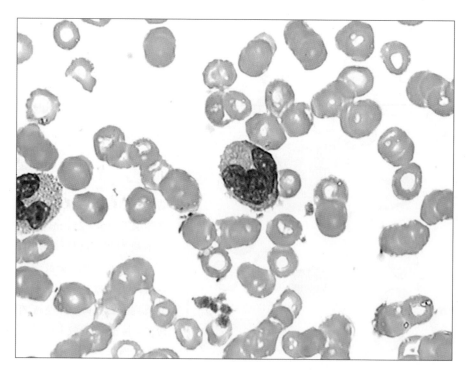

单核细胞（monocyte）
胞体大，边缘不整，胞质量多，呈灰粉色，胞质内含有细小紫红色颗粒，核形不规则，呈马蹄形，核染色质呈粗网状。

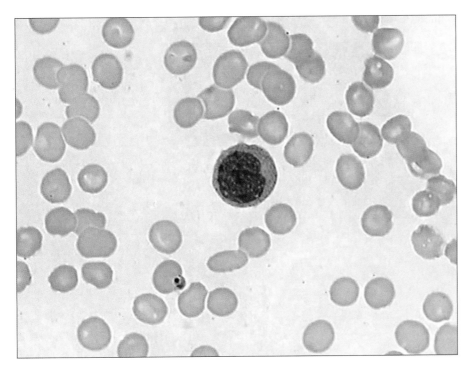

单核细胞（monocyte）
胞体大，外形较规整，胞质呈灰蓝色，胞质内可见细小紫红色颗粒，胞核扭曲、折叠。

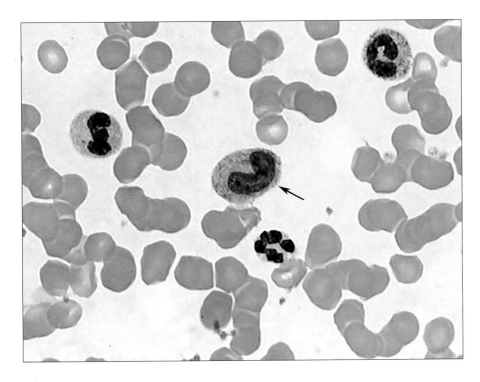

单核细胞（monocyte）
胞质呈灰蓝色，脏蓝浊感，核形呈杆状（箭头）。

八、淋巴细胞形态

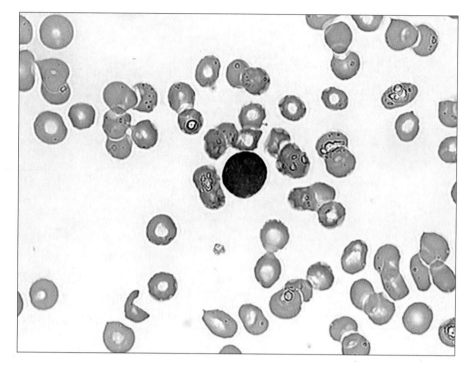

原淋巴细胞（lymphoblast）
胞体直径 10～18μm，圆形或类圆形。胞质量极少，呈透明淡蓝色，无颗粒；胞核圆形或类圆形，位于中央或稍偏位，呈淡紫红色，核染色质致密均匀，比原粒细胞粗，核仁小 1～3 个。

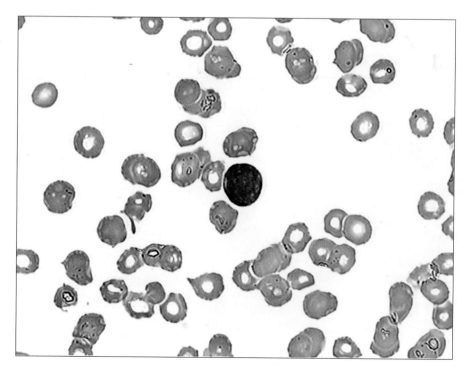

幼淋巴细胞
（prolymphocyte）
胞体直径 10～16μm，胞质量少，呈淡蓝色，偶有少许深染的紫红色嗜天青颗粒；胞核圆形或类圆形，可见凹陷或切迹，核染色质较原淋巴细胞粗，呈紫红色，核仁消失。

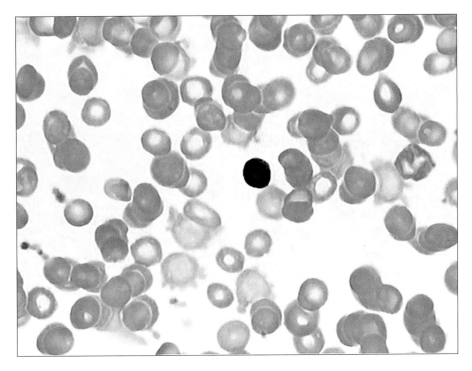

淋巴细胞

胞体直径 6～9μm，圆形、类圆形或蝌蚪形等。胞质量极少（颇似裸核），呈淡蓝色或蓝色，有的胞质内可见少许嗜天青颗粒；胞核类圆形或有小切迹，核染色质粗、致密呈块状，染色呈深紫红色，无核仁。

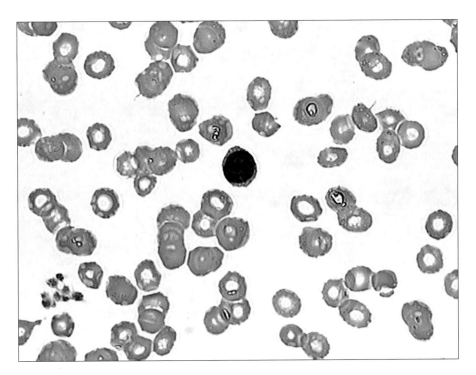

淋巴细胞

呈类圆形，胞质量少，呈淡蓝色，胞质内可见少许嗜天青颗粒；胞核类圆形；核染色质粗呈块状，染色呈深紫红色，无核仁。

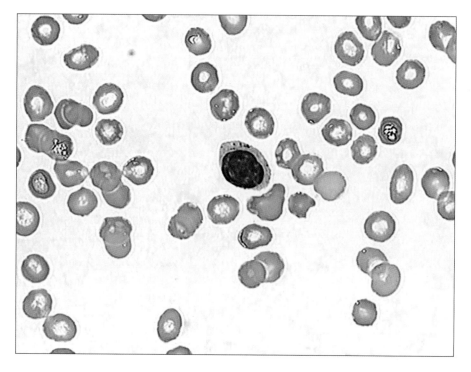

大淋巴细胞
胞体直径 12～15μm，圆形或类圆形。胞质量较多，呈清澈的淡蓝色，常有少许嗜天青颗粒；胞核圆形或椭圆形，常偏一侧，核染色质致密，呈紫红色，有的隐约可见假核仁（核染色质形成浅区，似核仁）。

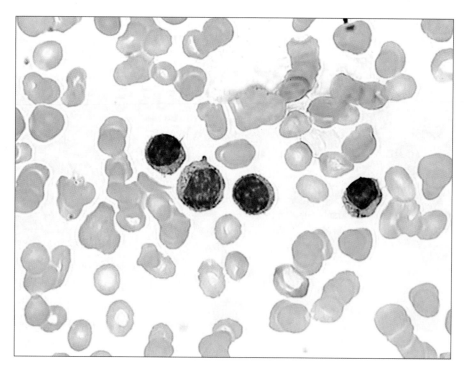

大颗粒淋巴细胞
胞体大，胞质量多，呈蓝色，胞质内含有大小不一、数量不等的嗜天青颗粒。见于大颗粒淋巴细胞白血病，感染等。

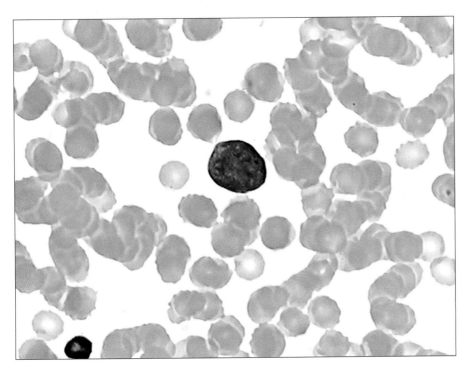

浆细胞型异型淋巴细胞
浆细胞型：胞体大小不一，核偏位，多呈圆形或类圆形，有时略凹陷，染色质粗或固缩呈块状；胞质较丰富，深蓝色不透明，无泡沫感，无嗜天青颗粒，核与质之间无明显淡染区。

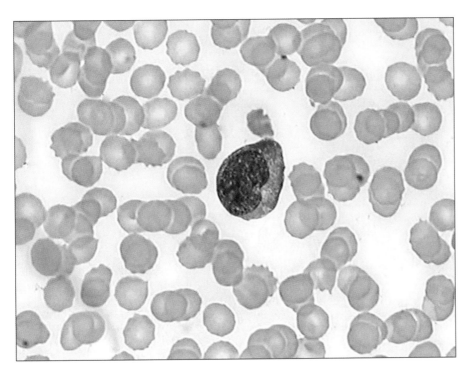

浆细胞型异型淋巴细胞
胞体大，形态较规整，胞质丰富，呈深蓝色，无泡沫感，核与质之间无明显淡染区；核略凹陷，染色质粗，无核仁。异型淋巴细胞见于各种病毒感染。

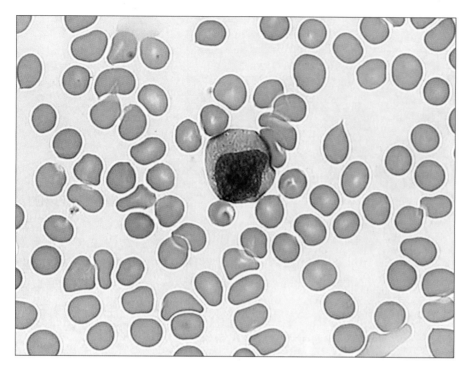

单核细胞型异型淋巴细胞

单核细胞型（不规则型）：形态不规则，胞质量多，呈蓝色或浅蓝色，可见少量细小嗜天青颗粒；核形不规则，可见扭曲、折叠，染色质粗网状，着色不均，无核仁。

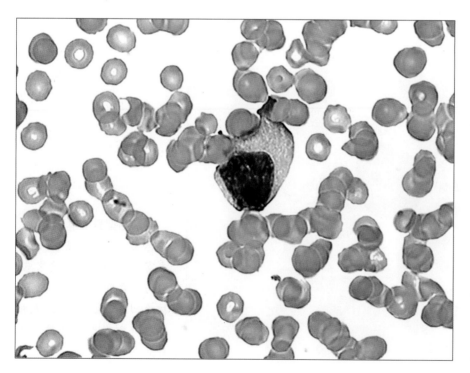

单核细胞型异型淋巴细胞

胞体大，边缘不整，胞质量多，呈蓝色，胞质内含有细小嗜天青颗粒；核形不规则，染色质粗，着色不均。

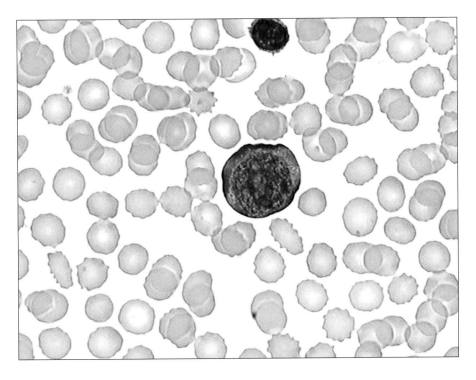

幼稚细胞型异型淋巴细胞

幼稚细胞型（幼淋巴细胞型）：胞体大，胞质量多，呈蓝色或浅蓝色，一般无颗粒；核呈圆形或类圆形，染色质较均匀，可见核仁1~2个。

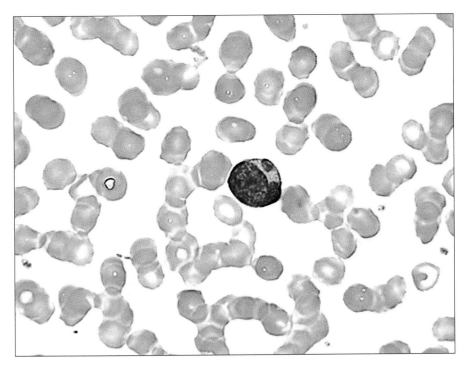

淋巴细胞微核
（卫星核淋巴细胞）

在淋巴细胞主核旁有1个或多个游离小核，常作为致畸、突变的指标之一。见于电离辐射，长期化疗，放疗的病人。

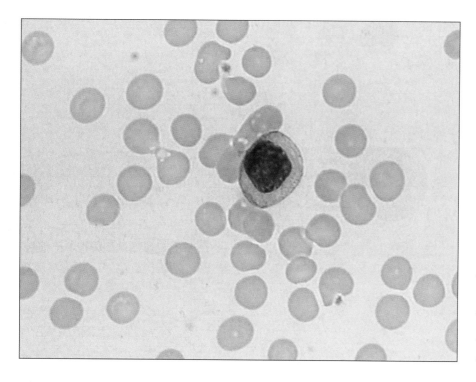

浆细胞样淋巴细胞
胞体大，呈类圆形，胞质量多，呈浅蓝色；核呈类圆形，偏位，核染色质粗，核仁不见。见于原发性巨球蛋白血症。

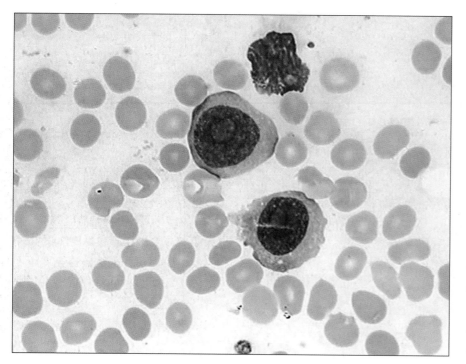

幼淋巴细胞
胞体大，胞质丰富，呈蓝色；核偏位，呈圆形或类圆形，核染色质粗，不均匀，核仁明显。见于幼淋巴细胞白血病，慢性淋巴细胞白血病（CLL）等。

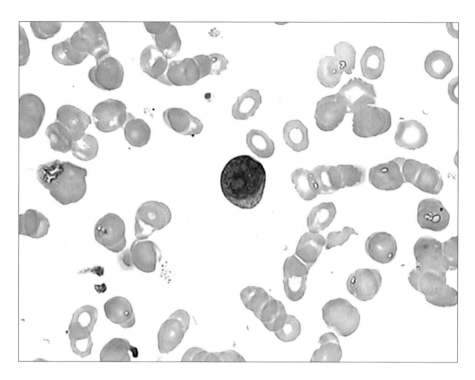

幼淋巴细胞
细胞形态较规整,胞质量偏多,呈蓝色,核仁明显。

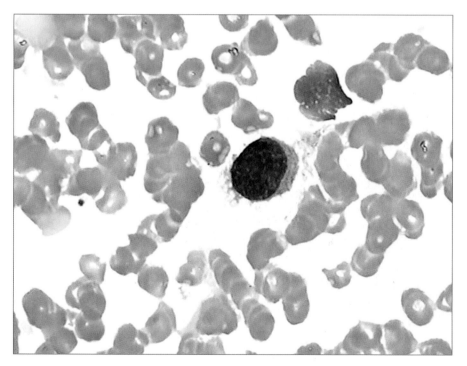

多毛细胞(hairy cell)
胞体大,边缘不整,呈毛絮状突起,胞质呈不透明的蓝色;核染色质粗,核仁不见。见于多毛细胞白血病。

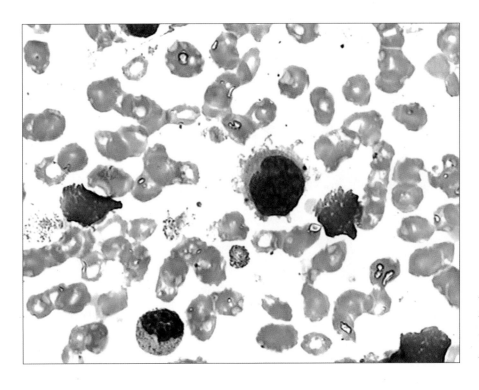

多毛细胞（hairy cell）
胞体大，边缘不整，呈毛絮状突起，胞质呈云雾状，核形不规整，核染色质粗，核仁不见。

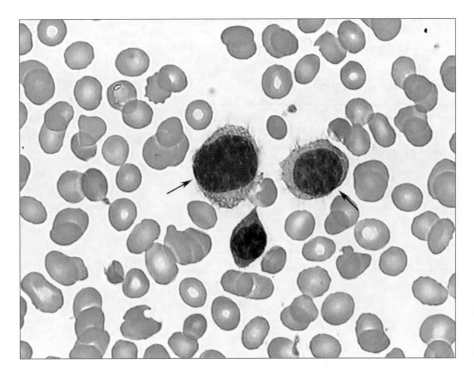

多毛细胞（hairy cell）
胞体大，边缘不整，呈毛絮状突起，胞质呈浅蓝色云雾状，核染色质粗，核仁不见。

九、浆细胞形态

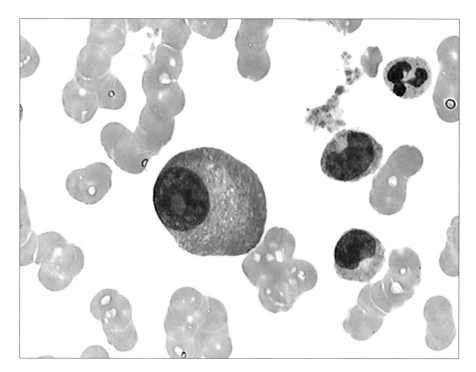

原浆细胞(plasmablast)
胞体直径 15～25μm，圆形或椭圆形。胞质丰富，呈深蓝色，不透明，近核处较淡，无颗粒，有泡沫感；胞核圆形或卵圆形，偏位或居中，核染色质疏松呈网状，染色呈紫红色，核仁1～3个。

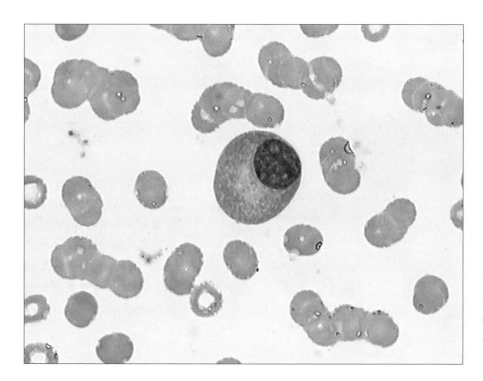

原浆细胞(plasmablast)
胞体大，呈圆形，胞质丰富，呈蓝色，不透明，有泡沫感；胞核圆形，偏位，核染色质疏松呈网状，染色呈紫红色，核仁可见。

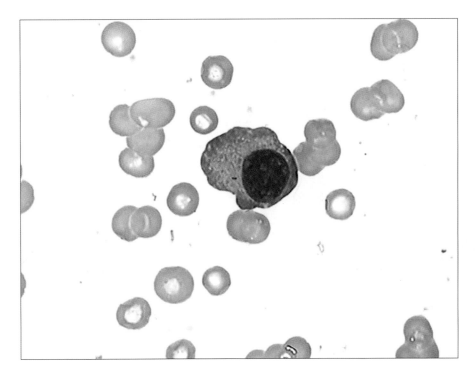

原浆细胞（plasmablast）
胞体大，形态不规整，胞质丰富，呈灰蓝色，不透明，有泡沫感；胞核圆形，偏位，核染色质疏松呈网状，染色呈紫红色，核仁可见。

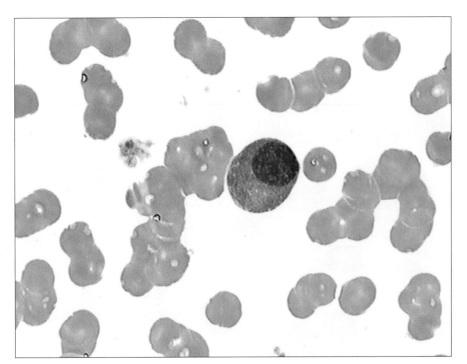

幼浆细胞（proplasmacyte）
胞体直径 12～16μm，常呈椭圆形。胞质丰富，呈深蓝色，不透明，偶有少许嗜天青颗粒；胞核圆形或类圆形，常偏位，核染色质较原浆细胞粗，呈深紫红色，核仁消失。

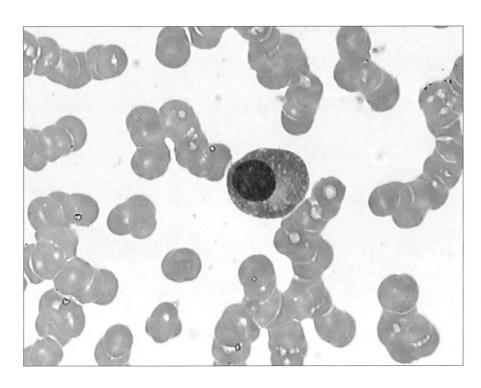

幼浆细胞(proplasmacyte)
细胞呈椭圆形，胞质丰富，呈蓝色，不透明，有少许嗜天青颗粒；胞核呈圆形，偏位，核染色质较原浆细胞粗，呈深紫红色，核仁消失。

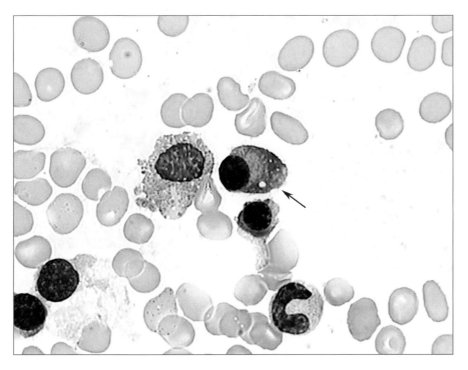

浆细胞(plasmacyte)
胞体大小不一，直径 8～15μm。胞质丰富，呈深蓝色或紫蓝色，有泡沫感，有时胞质呈红色火焰状，偶见少许嗜天青颗粒，核与质之间有明显淡染区（箭头）；胞核较小，明显偏位，有时可见双核，核染色质聚集呈块状。

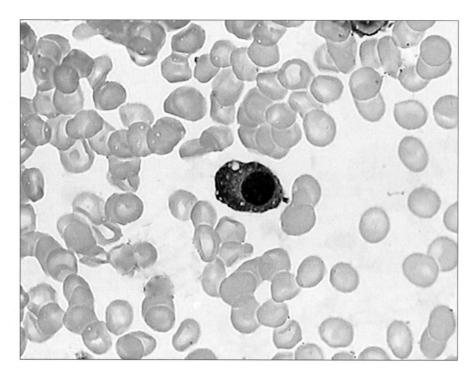

浆细胞（plasmacyte）

胞质丰富，呈深蓝色，有泡沫感，可见少许嗜天青颗粒，核与质之间有明显淡染区；胞核较小，明显偏位，核染色质聚集呈块状。

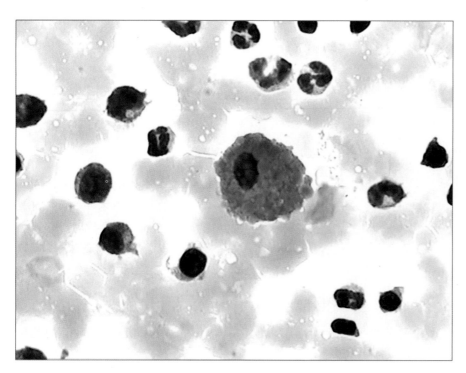

葡萄状浆细胞

成熟型葡萄串状浆细胞，胞质丰富，胞质内排列似葡萄状浅蓝色空泡，核质比例大，核偏小，染色质固缩，无核仁。

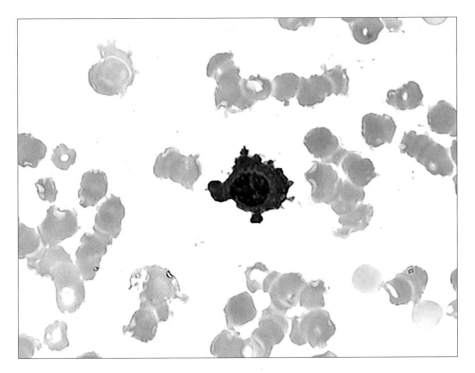

火焰状浆细胞

成熟型火焰状浆细胞，形态不规整，胞质呈红色，尤以边缘为甚，核染色质粗，不均匀，无核仁。

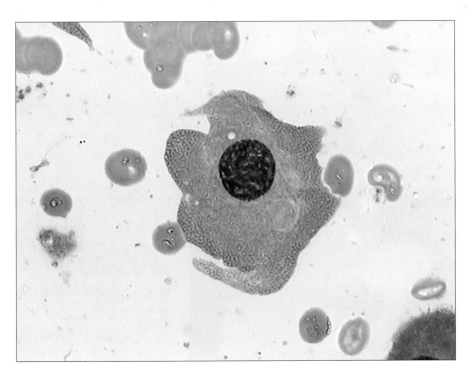

火焰状浆细胞

幼稚型火焰状浆细胞，胞体巨大，边缘不整，胞质丰富，呈红色，尤以边缘为甚，核染色质粗网状，无核仁。见于多发性骨髓瘤（MM）。

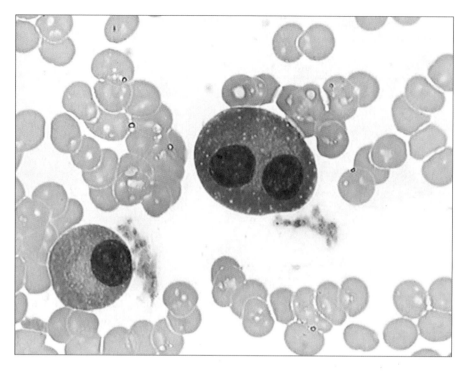

双核浆细胞
胞体大,胞质丰富,呈蓝色,含有较多小空泡,核染色质粗,较均匀,核仁不甚清楚。见于MM、其他疾病等。

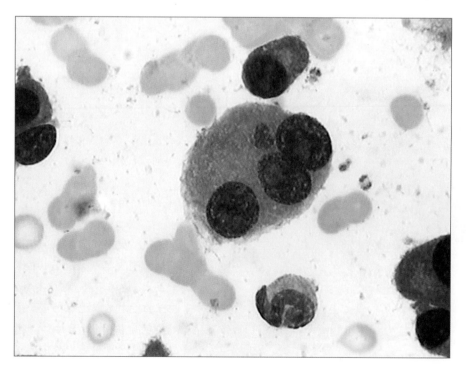

多核浆细胞
胞体大,外形较不规整,胞质丰富呈蓝紫色,含有包涵体,核呈圆形或椭圆形,核仁清楚1~2个。见于MM。

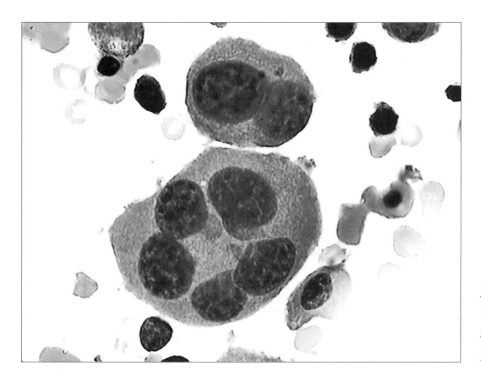

多核浆细胞
胞体巨大，胞质丰富，呈紫罗兰色，胞质内可见副核，核染色质粗，着色不均匀，无核仁。

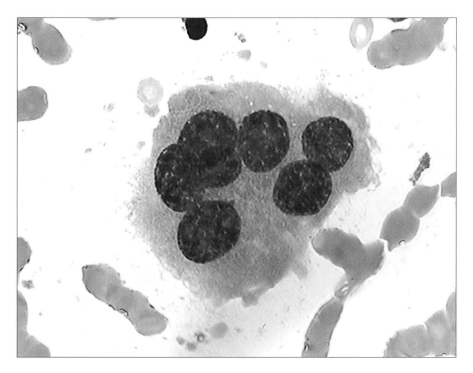

多核浆细胞
胞体巨大，外形不规整，胞质丰富，呈蓝粉色，含有多个圆形细胞核，核染色质粗，可见核仁。

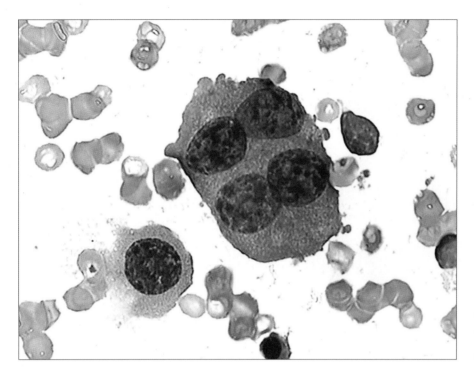

多核浆细胞
胞体巨大，胞质丰富，呈蓝紫色，可见紫红色颗粒，核染色质粗，核仁不清楚。

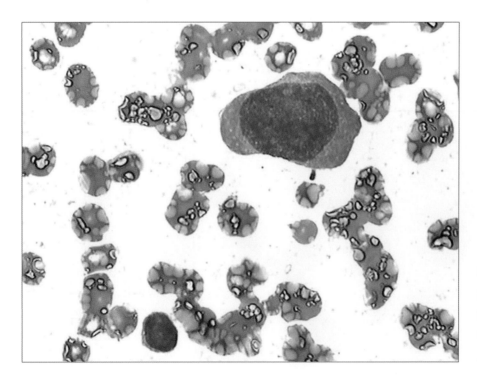

组织细胞型浆细胞
胞体大，形态不规则，胞质量多，呈蓝色或灰蓝色，有泡沫感，核形不规则，核染色质呈粗网状，核仁可见。见于MM。

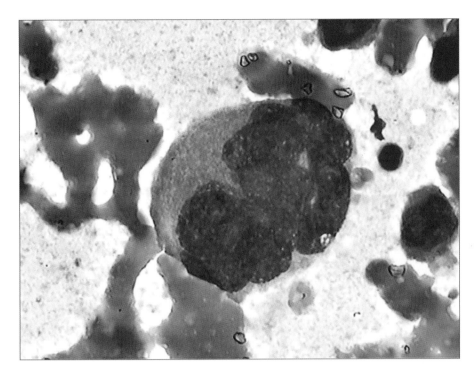

组织细胞型浆细胞
胞体巨大，胞质量多，呈蓝色，不透明，有泡沫感，可见多个细胞核，核形极不规则，核染色质粗，呈网状，核仁可见。

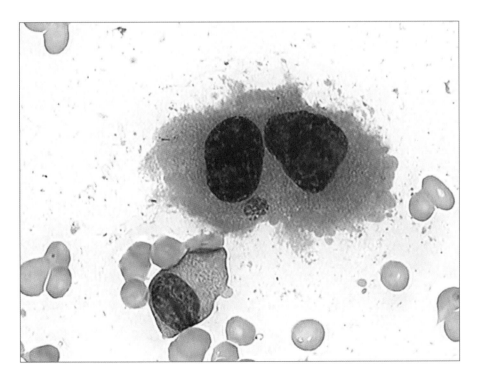

包涵体
双核浆细胞，边缘不整，胞质丰富，呈灰蓝色，有泡沫感，内含有包涵体。

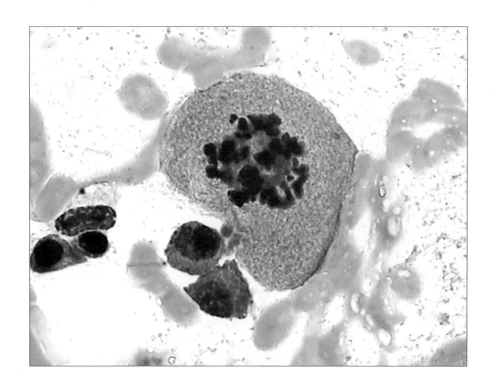

浆细胞核分裂象
浆细胞核分裂中期。

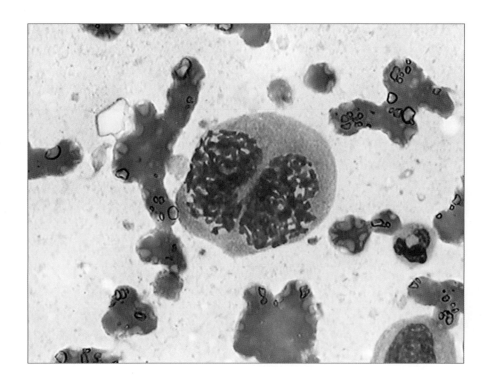

浆细胞核分裂象
浆细胞核分裂后期。

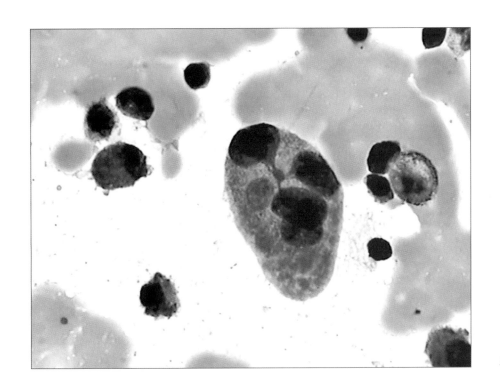

浆细胞核碎裂

浆细胞核碎裂呈花瓣样。

十、其他血细胞形态

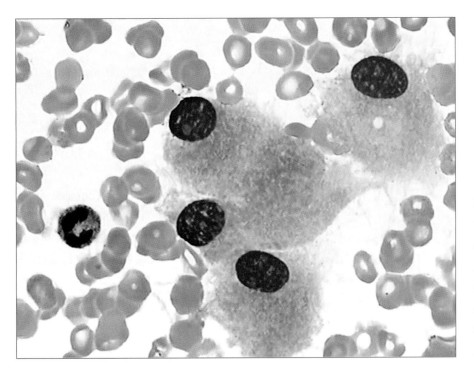

成骨细胞（osteoblast）

胞体较大，直径 20～40μm，常为长椭圆形或不规则形，边缘不整，胞质丰富，呈淡蓝色；胞体内含有一个细胞核，明显偏于细胞一侧，核染色质固缩，呈深紫红色，核仁隐约可见。成骨细胞又称为造骨细胞。

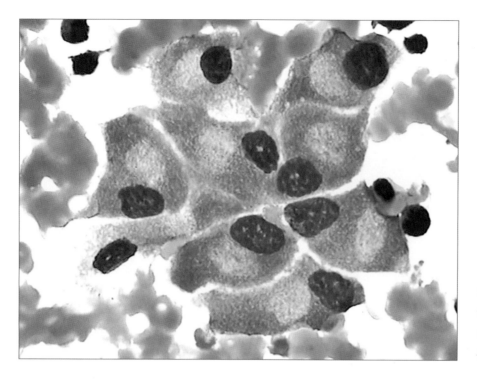

成骨细胞(osteoblast)
细胞成堆分布，胞体大，外形不规整，胞质丰富，呈蓝色，染色不均匀，胞核明显偏位，核染色质粗，可见核仁。

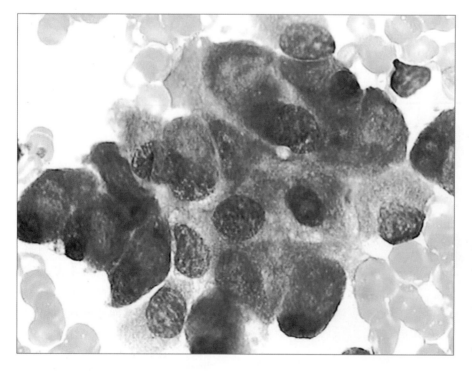

成骨细胞(osteoblast)
胞体大小不一，呈簇分布，胞质丰富，呈深蓝色不透明，核偏位，核染色质粗，核仁不清楚。成骨细胞常见于再生障碍性贫血，骨髓受抑时易见。

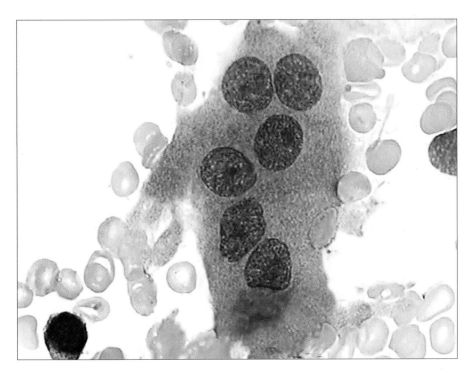

破骨细胞（osteoclast）
其胞体巨大，直径60～100μm，形态不规则，边缘不整齐。胞质丰富，呈淡红色，胞质内有大量大小不一紫红色颗粒；胞体内含有多个细胞核，呈圆形或椭圆形，无核丝相连，随意排列，核染色质呈粗网状，有1～2个较清晰的核仁。

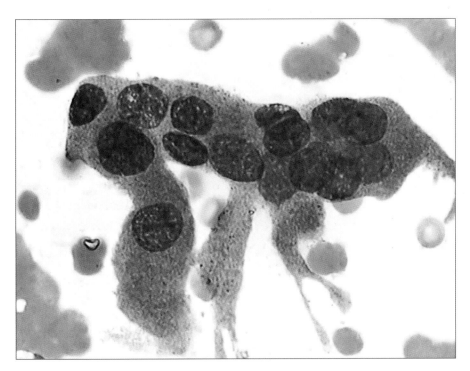

破骨细胞（osteoclast）
胞体巨大，形态极不规则，胞质呈淡红色，有大量的大小不一紫红色颗粒，含有多个大小不一的细胞核。破骨细胞常见于再生障碍性贫血，骨髓受抑时易见。

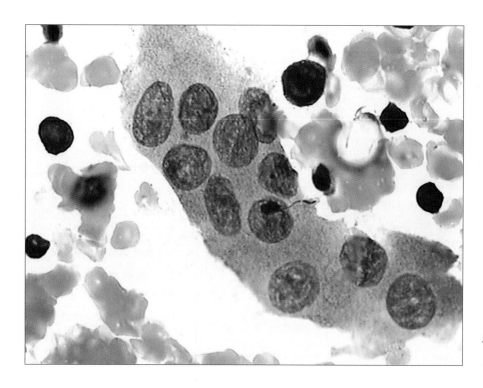

破骨细胞(osteoclast)
胞体巨大,呈长条形,含有
多个大小不一的细胞核。

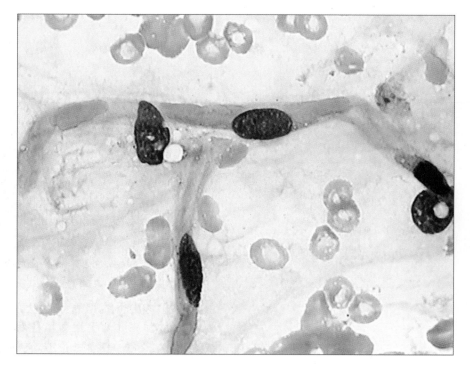

纤维细胞(fibrocyte)
为骨髓中最大的细胞之一,
此种细胞非常黏稠,涂片时
常被拉成长条状,形态极不
规则,胞质内含有纤维网状
物;有一个或多个细胞核,
呈椭圆形,核染色质呈粗网
状,核仁可见或无。

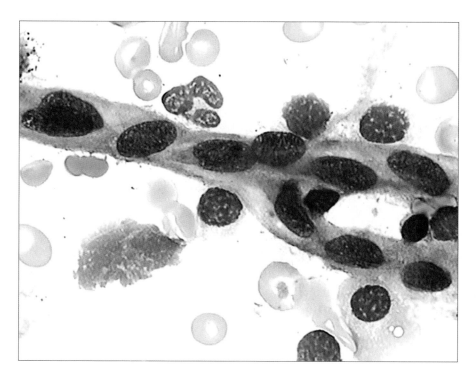

纤维细胞 (fibrocyte)
胞体巨大,呈不规则形,胞
质量多,呈蓝粉色,含有多
个椭圆形细胞核,核染色质
呈粗网状,核仁可见。

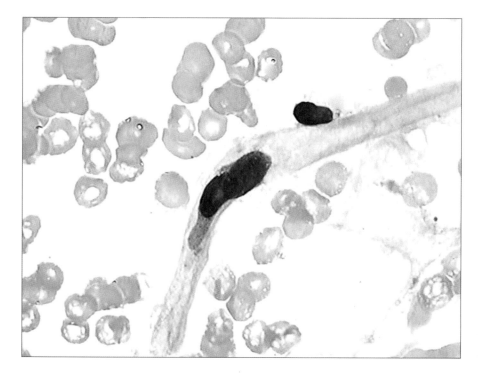

纤维细胞 (fibrocyte)
形态极不规则,呈条索状,
含有三个细胞核。纤维细
胞常见于再生障碍性贫血。

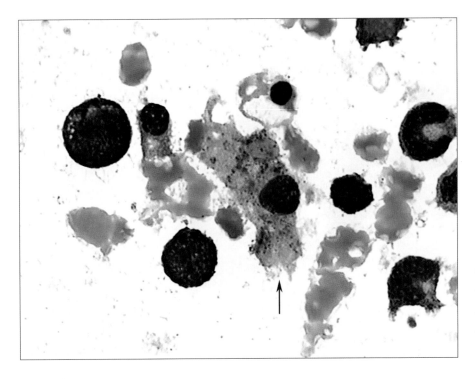

组织细胞(histiocyte)
是一组形态多样的骨髓固有细胞。细胞边缘不规则，胞质丰富，呈淡蓝色，含有较多吞噬的色素颗粒；胞核呈深紫红色，无核仁（箭头）。

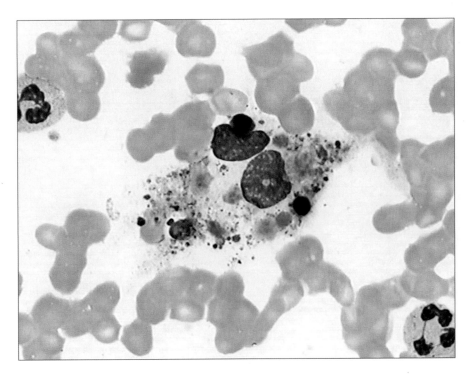

双核组织细胞
边缘不规则，胞质丰富，含有吞噬的色素颗粒及血细胞等。

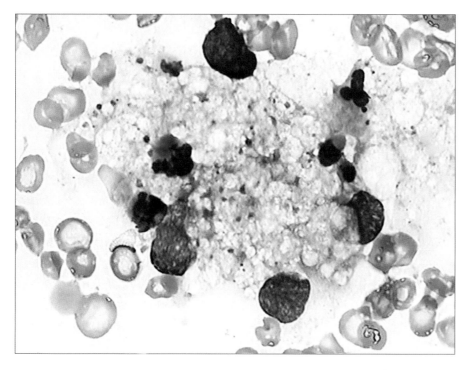

多核组织细胞
胞体巨大,边缘不整,胞质
内吞噬大量脂肪滴,色素颗
粒,血细胞等。

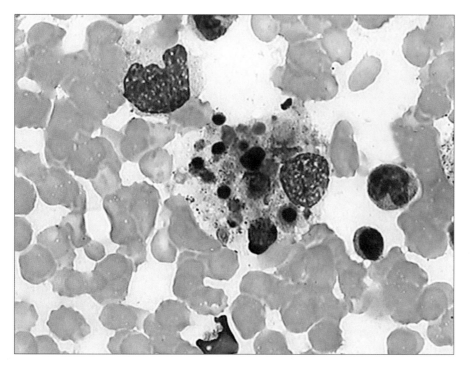

组织细胞(histiocyte)
细胞边缘不整,胞质内吞噬
色素颗粒、细胞碎片、血细
胞及蓝色块状物等。

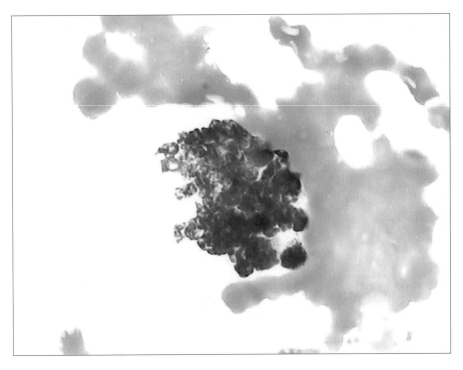

海蓝组织细胞

由于神经鞘磷脂酶活性降低，受累组织中神经鞘磷脂酶和神经糖脂聚集，经瑞氏-吉姆萨染色，组织细胞胞质中呈海蓝块状物。常见于慢性粒细胞白血病（CML），缺铁性贫血（IDA），免疫性血小板减少症（ITP）等。

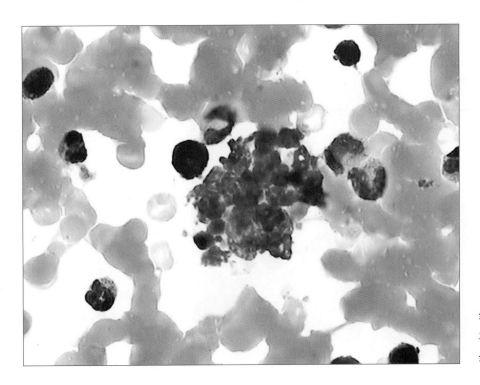

海蓝组织细胞

细胞外形不规则，胞质内含有大量海蓝块状物，覆盖于细胞核上。

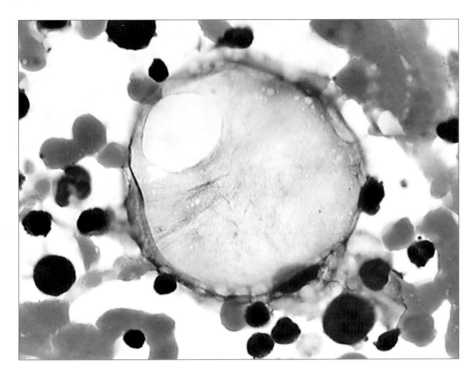

脂肪细胞(fatty cell)
是组织细胞摄取脂肪滴形
成的。图示细胞胞体巨大,
边缘不整,胞质呈淡紫红
色,含有大小不一的脂肪空
泡,中间有网状细丝;胞核
小,被挤在一边,呈扁平形,
核染色质致密,无核仁。

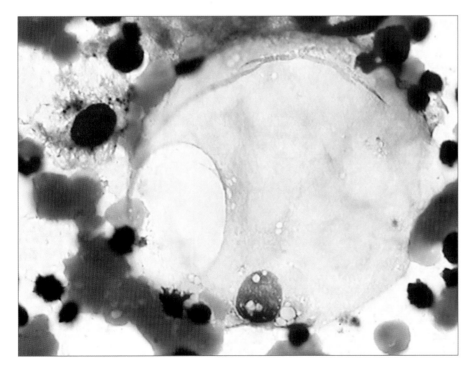

脂肪细胞(fatty cell)
胞体巨大,边缘不整,胞质内
充满大小不一的脂肪空泡,
中间有网状细丝,胞核位于
一边,呈紫红色,无核仁。

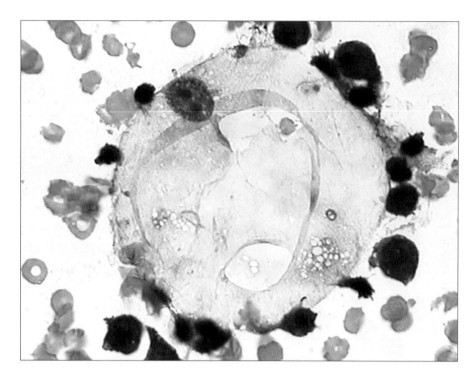

脂肪细胞(fatty cell)
胞体巨大，边缘不规整，胞质内充满大小不一的脂肪空泡，胞核被挤在一边，隐约可见核仁。

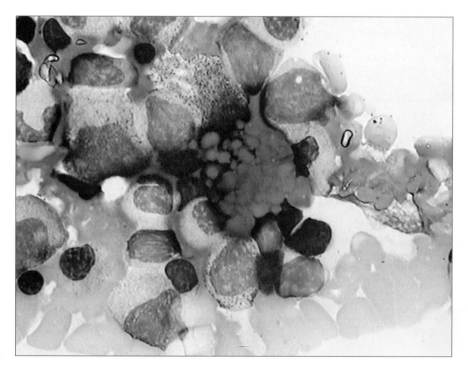

脂肪细胞(fatty cell)
胞质内充满大小不一的脂肪空泡，覆盖于细胞核上。

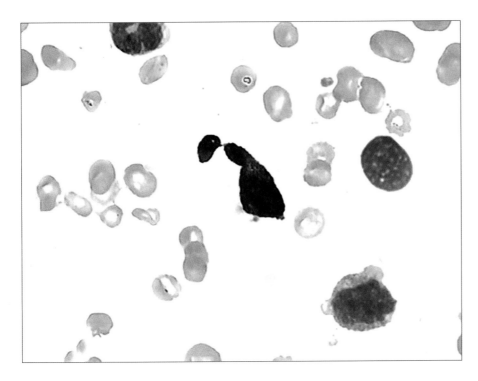

组织嗜碱细胞(tissue basophilic cell)

又称为肥大细胞(mast cell)。胞体直径 15～30μm，呈圆形、椭圆形、蝌蚪形、梭形或多角形等。图示细胞形态不规整，似蝌蚪形，胞质内充满粗大紫黑色嗜碱性颗粒，胞核大，结构不清楚。

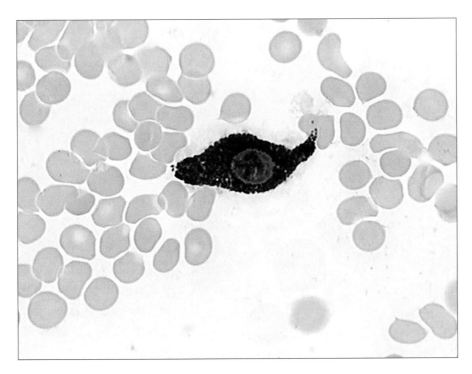

组织嗜碱细胞

外形呈梭形，胞质量多，胞质内充满粗大紫黑色嗜碱性颗粒。组织嗜碱细胞于再生障碍性贫血中易见。

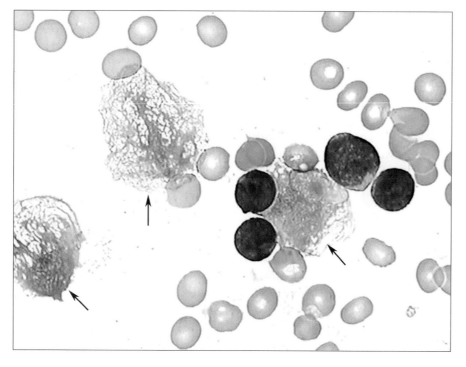

涂抹细胞

其大小不一，一般只有一个退化的核而无胞质，胞核肿胀，核结构模糊不清，呈淡紫红色，有时可见核仁。由于推片时核易被拉成扫帚状，形如竹篮，故又称为篮细胞（箭头）。淋巴细胞白血病时多见。

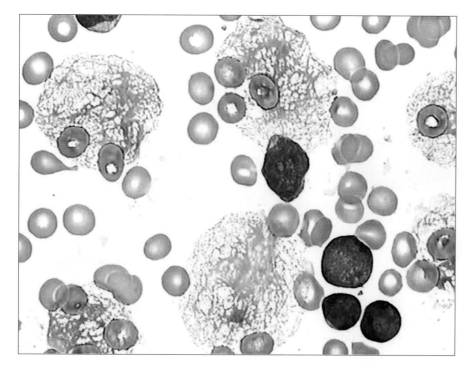

涂抹细胞

淋巴细胞白血病，淋巴细胞膜易破碎，在制血涂片时，胞质逸出，胞核肿胀，边缘不整呈网状。

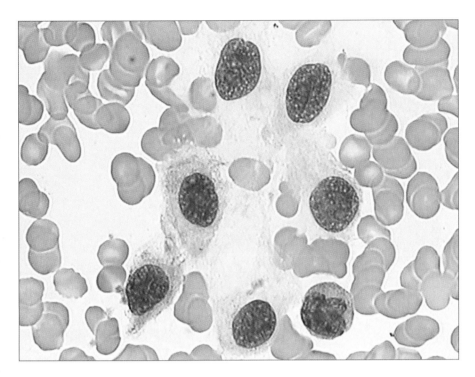

内皮细胞（endothelial cell）
胞体直径 25～30μm，形态
不规整。图示血涂片中内
皮细胞胞质量多，呈淡蓝色
或淡红色；胞核呈椭圆形或
不规则形，核染色质呈粗网
状，核仁可见或不见。

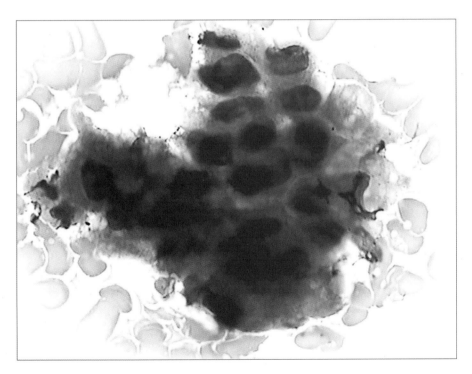

内皮细胞（endothelial cell）
成堆分布的内皮细胞，在血
涂片尾端易见。

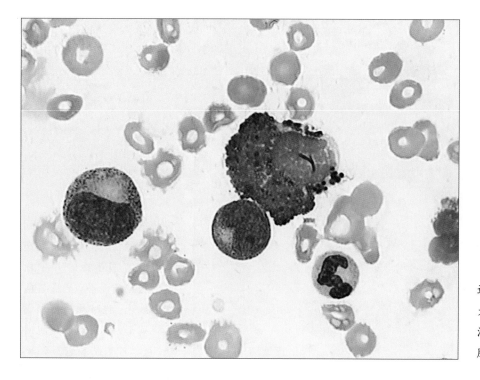

Ferrata 细胞
退化嗜酸性粒细胞，其胞体
大，边缘不整齐，胞质内充
满橘红色嗜酸性颗粒，胞核
肿胀，不见核仁。

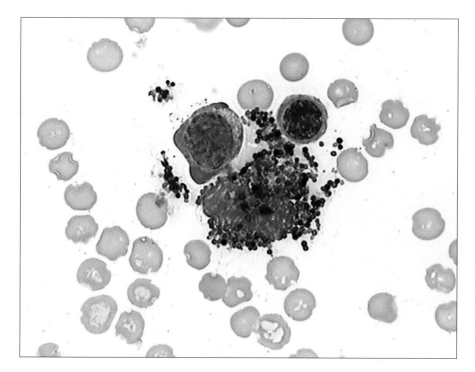

Ferrata 细胞
退化组织嗜碱细胞，其胞体
大，边缘不整，胞质内充满
粗大紫黑色嗜碱性颗粒，呈
推散状分布，胞核肿胀，核
仁不见。

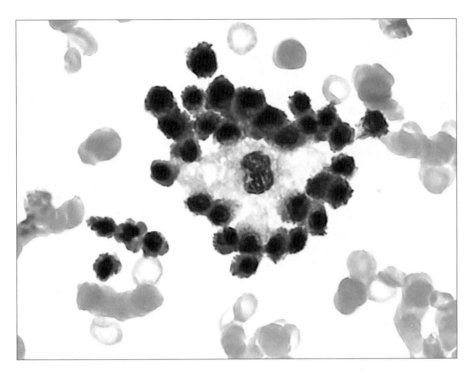

红细胞造血岛
在巨噬细胞的周围，吸附
大量中、晚幼红细胞，呈花
簇状。见于增生性贫血，
MDS，骨髓纤维化等。

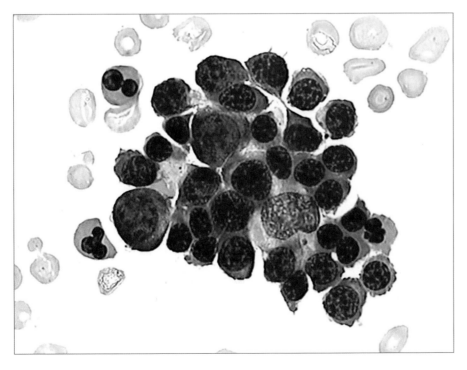

红细胞造血岛
在巨噬细胞的周围，吸附大
量各阶段的幼红细胞，无规
则排列。

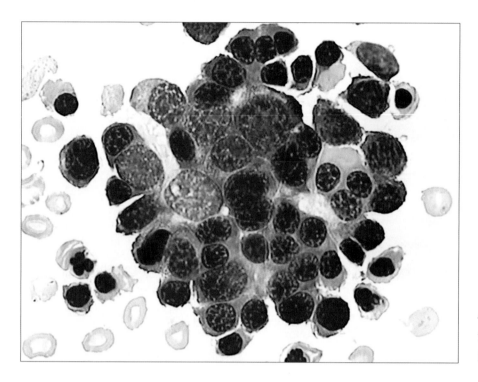

红细胞造血岛
在巨噬细胞的周围，吸附大量各阶段的幼红细胞，无规则排列。

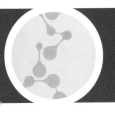

第二部分　红细胞疾病

一、缺铁性贫血（IDA）

1. 血象　红细胞数及血红蛋白降低，平均红细胞容积小于正常值；白细胞数正常或减低；血小板数正常或增多。血涂片中成熟红细胞体积偏小，中心淡染区扩大。

2. 骨髓象　骨髓增生活跃或明显活跃，粒、红比例常减低。红系增生活跃或明显活跃，以中、晚幼红细胞为主，幼红细胞体积小，边缘不整，胞质量少、偏碱，呈老核幼浆表现；核染色质致密，固缩呈碳核状。

3. 骨髓细胞铁染色　细胞外铁阴性，内铁阴性或减低。

4. 血清铁蛋白减低，血清铁减低，总铁结合力升高，铁饱和度降低。

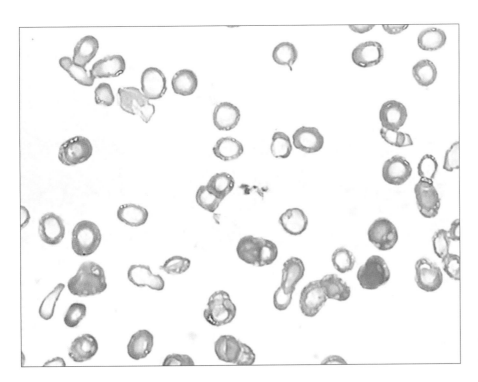

缺铁性贫血血象
成熟红细胞体积小，形态较不规则，中心淡染区扩大。

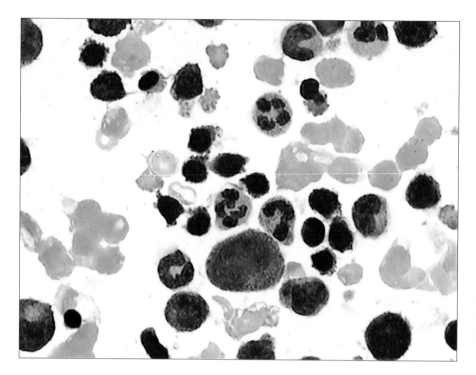

缺铁性贫血骨髓象
骨髓增生明显活跃,幼红细胞体积偏小,边缘不整,胞质少,偏碱。核染色质呈紫红色或深紫红色,有的细胞核呈碳核状。

二、铁粒幼红细胞贫血(SA)

1. 血象　红细胞数及血红蛋白降低,平均红细胞容积小于正常值,白细胞和血小板数正常或减低,成熟红细胞体积小,中心淡染区扩大。

2. 骨髓象　骨髓增生活跃或明显活跃。红系增生明显活跃,以中、晚幼红细胞为主,幼红细胞体积小,胞质量少,偏碱。

3. 骨髓细胞铁染色　细胞外铁(++)～(+++),环形铁粒幼红细胞≥15%。

4. 血清铁、血清铁蛋白、铁饱和度明显升高。

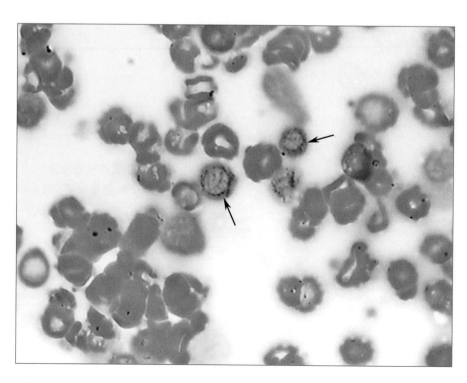

铁粒幼红细胞贫血
骨髓细胞铁染色　图片中在油镜下可见环形铁粒幼红细胞(箭头)。

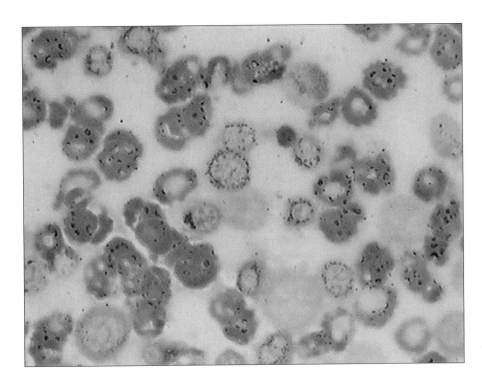

铁粒幼红细胞贫血

骨髓细胞铁染色 环形铁粒幼红细胞易见。

三、再生障碍性贫血（AA）

1．临床特点 乏力、发热、出血，无肝、脾、淋巴结肿大。

2．血象 血红蛋白、白细胞、血小板数均减低，血小板一般 <30×10^9/L。白细胞分类：粒、淋比例倒置；成熟红细胞形态正常；网织红细胞减低。

3．骨髓象 骨髓增生低下或极度低下。粒系增生低下，以成熟阶段细胞为主，胞质颗粒粗大；红系增生低下或活跃，以中、晚幼红细胞为主，形态通常无异常；巨核细胞系全片见巨核细胞 10 个以下；淋巴细胞比例增高；易见非造血细胞及非造血细胞团。

4．细胞化学染色 中性粒细胞碱性磷酸酶（NAP）积分明显增高；骨髓细胞铁染色：细胞内外铁正常。

5．行骨髓活检对再生障碍性贫血的诊断具有重要价值。

6．再障 -PNH 综合征 外周血可见幼红细胞，网织红细胞正常或偏高，骨髓红系增生活跃或明显活跃，粒、巨两系增生减低。

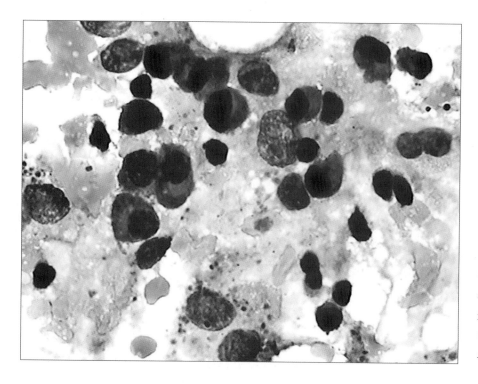

再生障碍性贫血骨髓象
非造血细胞团是指骨髓小粒中非造血细胞（包括纤维组织细胞、组织嗜碱细胞、淋巴细胞、浆细胞、单核细胞等）占所有细胞50%以上。

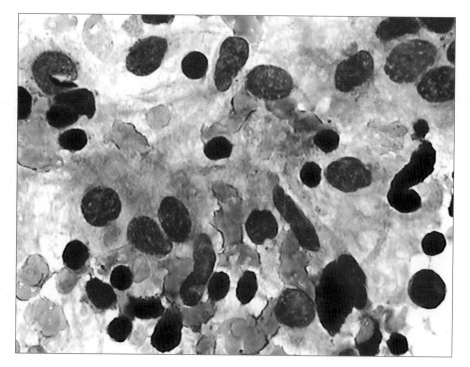

再生障碍性贫血骨髓象
非造血细胞团以纤维细胞、组织细胞、淋巴细胞、组织嗜碱细胞、单核细胞为主。

四、单纯红细胞再生障碍性贫血(PRCA)

1. 临床特点　临床上分为先天性和获得性两种。先天性纯红再障是一种少见疾病，以贫血为主要临床表现。临床上常见的是获得性纯红再障，可由自身免疫性疾病、胸腺瘤、其他肿瘤和感染等引起。血液系统肿瘤可伴有纯红再障的有大颗粒淋巴细胞白血病，慢性粒单核细胞白血病等。

2. 血象　红细胞数及血红蛋白减低，网织红细胞减低，呈正细胞正色素性贫血。

3. 骨髓象　骨髓增生活跃，粒、红比例增高。以粒系增生为主；红系增生极度低下，比例＜5%，可见早期幼红细胞，中、晚幼红细胞极少见；巨系增生正常。

4. 细胞化学染色　中性粒细胞碱性磷酸酶积分增高。

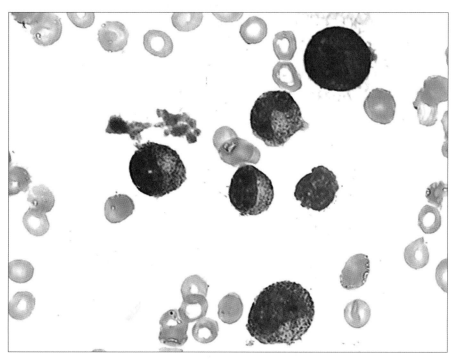

纯红再障骨髓象
以粒系增生为主，形态大致正常，图片中未见幼红细胞，红系缺如。

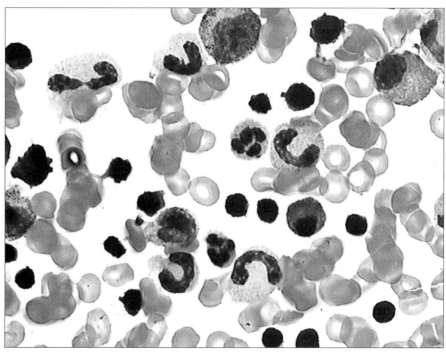

纯红再障骨髓象
以粒系和淋巴细胞增生为主，未见幼红细胞。

五、巨幼细胞贫血（MA）

1. **临床特点** 多发于中老年人。临床主要表现为消化系统症状和神经系统症状。消化系统症状：恶心、纳差、厌食、腹胀便秘等，舌头光亮呈肉红色。神经系统症状：四肢麻木，目眩，走路不稳，有踩棉花的感觉。

2. **血象** 常见三系减少，少数患者表现为单纯贫血。血涂片中成熟红细胞体积大，MCV 常 >110μl，易见椭圆形红细胞及分叶过多的粒细胞，可见幼红幼粒细胞或不见。成熟红细胞中可见到 H-J 小体、卡波环、嗜碱性点彩细胞等。

3. **骨髓象** 骨髓增生活跃或明显活跃。粒系增生相对减低，巨大晚幼粒及杆状核粒细胞易见。红系增生明显活跃，伴有成熟延迟，早期幼红细胞明显呈巨幼变，呈老浆幼核表现，易见双核红细胞、核分裂象、H-J 小体及嗜碱性点彩幼红细胞等，可见核碎裂、多核红细胞。巨核细胞系，易见分叶过多，分多个小核的巨核细胞。

4. **骨髓细胞铁染色** 细胞外铁（++）～（+++）。细胞内铁：铁颗粒粗大，百分比增高。

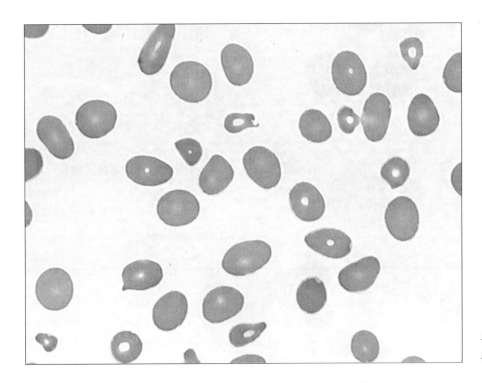

巨幼细胞贫血血象
成熟红细胞大小不一，易见椭圆形红细胞。

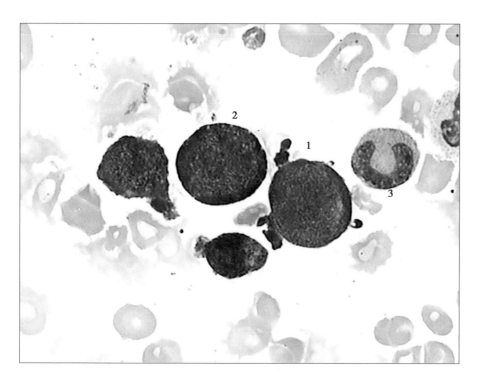

巨幼细胞贫血骨髓象

1. 巨原始红细胞；2. 巨早幼红细胞；3. 巨大杆状核粒细胞。

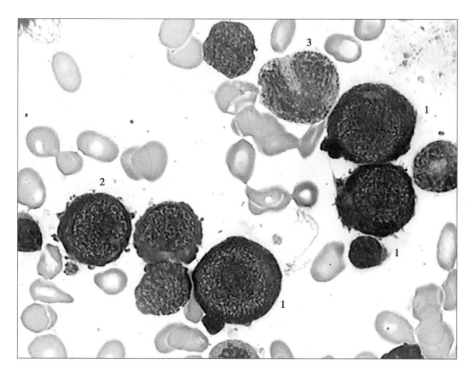

巨幼细胞贫血骨髓象

1. 巨原始红细胞；2. 巨早幼红细胞；3. 巨大杆状核粒细胞。

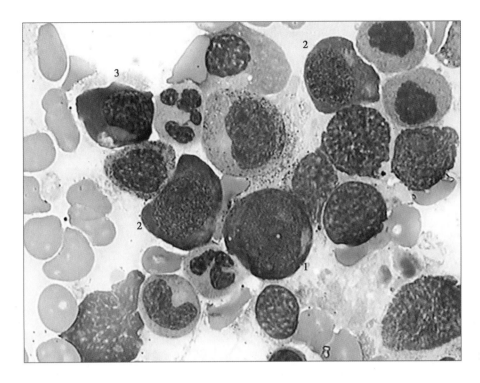

巨幼细胞贫血骨髓象
易见各个阶段巨幼红细胞。
1. 巨原始红细胞；2. 巨早幼
红细胞；3. 巨中幼红细胞。

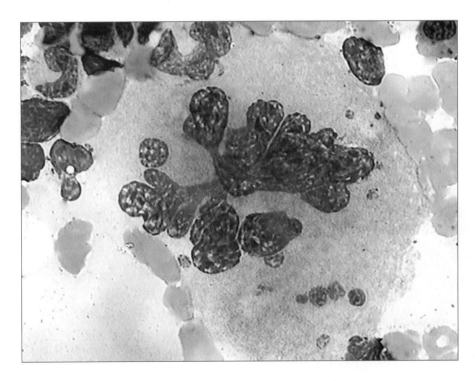

巨幼细胞贫血骨髓象
巨核细胞分叶过多呈花瓣
样，胞体内可见多个小核。

六、溶血性贫血（HA）

1.**临床特点**　由于病因不同,临床上常见的溶血性贫血有自身免疫性溶血性贫血,阵发性睡眠性血红蛋白尿症（PNH）,遗传性球形红细胞增多症（HS）,微血管病性溶血性贫血（MHA）,海洋性贫血等。

2.**血象**　血红蛋白减低,网织红细胞升高;白细胞数升高、正常或减低;血小板数正常或减低。血涂片易见幼红、幼粒细胞,成熟红细胞大小不一,嗜多色性细胞易见,嗜点彩细胞较易见。温抗体型溶血性贫血,成熟红细胞中球形红细胞可见或易见;冷凝集素综合征,成熟红细胞聚集成堆;遗传性球形红细胞增多症,球形红细胞多见;阵发性睡眠性血红蛋白尿症,成熟红细胞中畸形细胞较易见;海洋性贫血,靶形红细胞易见;微血管病性溶血性贫血,破碎细胞易见（>3%）。

3.**骨髓象**　溶血性贫血骨髓象共同特征:骨髓增生活跃或明显活跃,粒、红比例倒置。粒系增生相对减低;红系增生明显活跃,以中、晚幼红细胞增生为主,可见 H-J 小体、核分裂象、核碎裂等,易见嗜碱性点彩细胞,嗜多色性细胞;巨系增生正常。

4.**骨髓细胞铁染色**　细胞外铁（++）～（+++）;细胞内铁正常或升高。

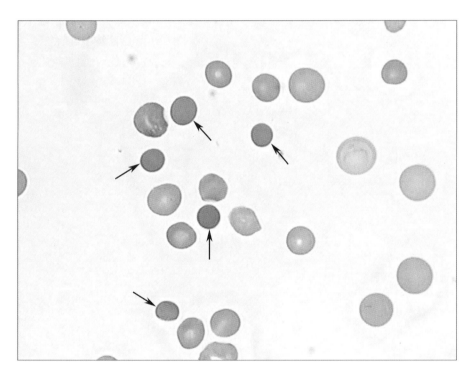

**温抗体型自身免疫性
溶血性贫血血象**

成熟红细胞大小不一,球形红细胞易见（箭头）,可见嗜多色性红细胞。

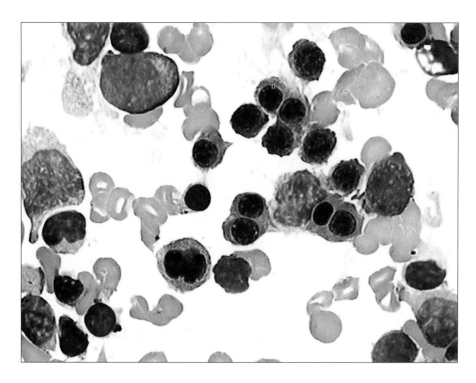

温抗体型自身免疫性溶血性贫血骨髓象
以中、晚幼红细胞增生为主。

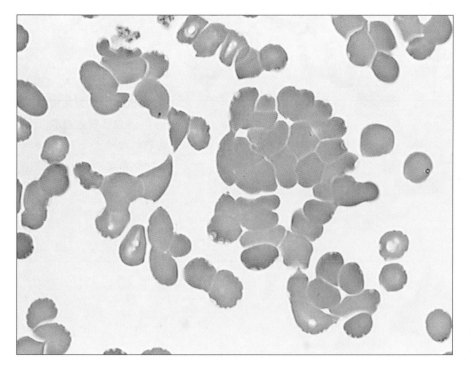

冷凝集素综合征血象
成熟红细胞聚集成堆或散在分布。

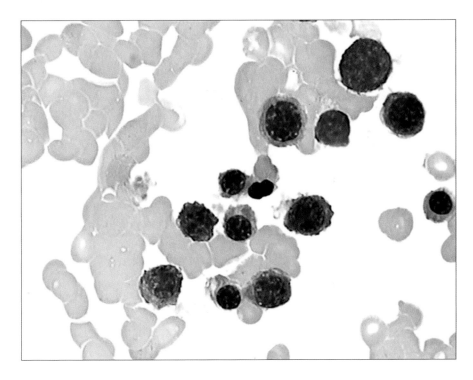

冷凝集素综合征骨髓象
以红系增生为主。成熟红
细胞聚集成堆。

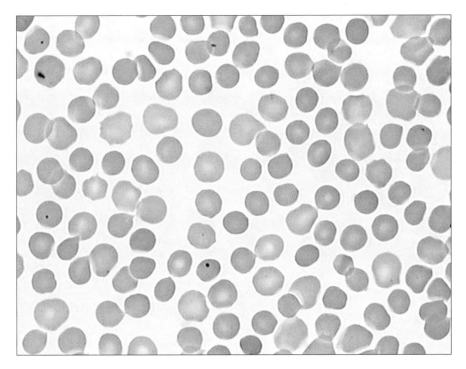

遗传性球形红细胞
增多症血象
成熟红细胞中球形红细胞
多见。

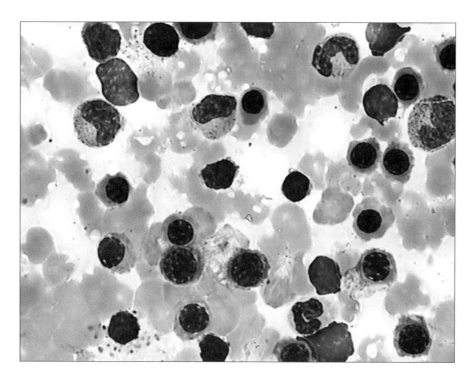

**遗传性球形红细胞
增多症骨髓象**
以红系增生为主,中、晚幼
红细胞增多。

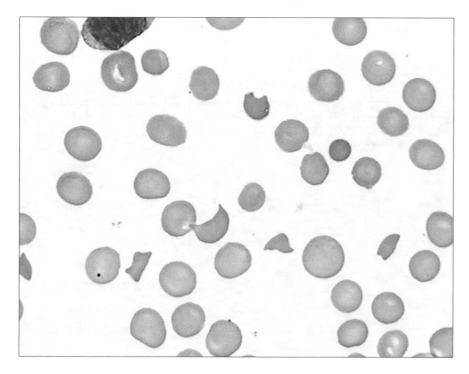

微血管病性溶血性贫血血象
成熟红细胞中破碎细胞易
见,形态各异。

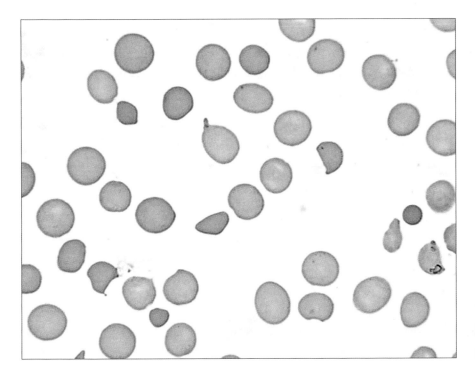

微血管病性溶血性贫血血象
成熟红细胞中破碎细胞易见。

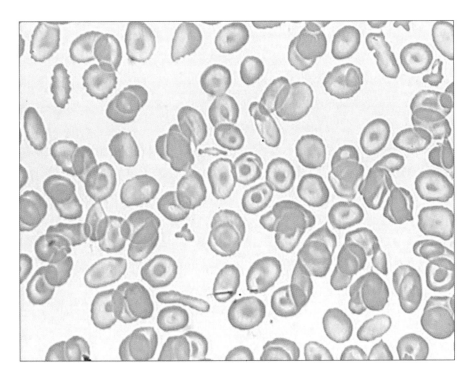

海洋性贫血血象
血涂片中靶形红细胞易见。

七、真性红细胞增多症（PV）

1. 临床特点 好发于中老年人。由于红细胞增多致面色潮红,可有轻至中度脾大。

2. 血象 男性 RBC>6.5×10^{12}/L, HB>185g/L；女性 RBC>6.0×10^{12}/L, HB>175g/L。白细胞数正常或升高,但一般<30×10^9/L,血小板数正常或升高。血涂片中成熟红细胞呈密集排列,可见到幼稚粒细胞或不见。

3. 骨髓象 骨髓增生活跃或明显活跃,红系增生活跃或明显活跃,巨系增生正常。

4. 细胞化学染色 中性粒细胞碱性磷酸酶积分明显增高。骨髓细胞内外铁常减低。

5. 细胞遗传学 可有染色体异常。

6. 分子生物学 90%~95% 的患者 JAK2-V617F 基因阳性；而表达 CALR 基因比较罕见,一般发生于 JAK2-V617F 阴性的患者。

7. 继发性血红蛋白增高见于肺病、高原反应、严重缺氧等。

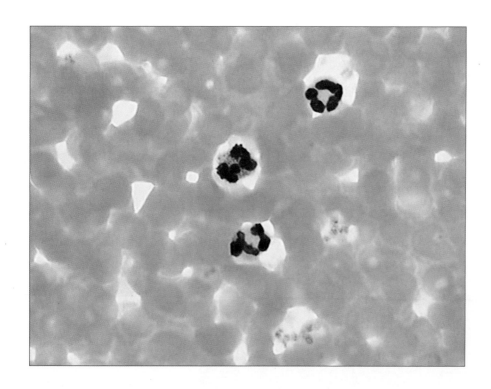

真性红细胞增多症血象
成熟红细胞呈密集排列。

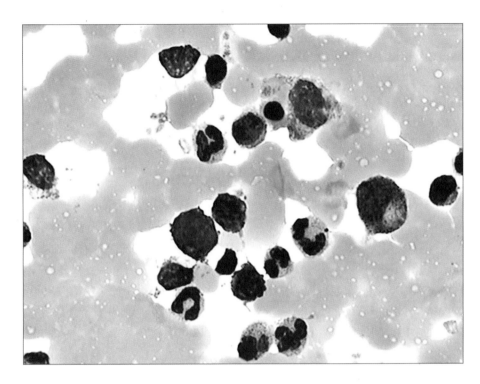

真性红细胞增多症骨髓象
成熟红细胞呈密集排列，
粒、红两系增生正常。

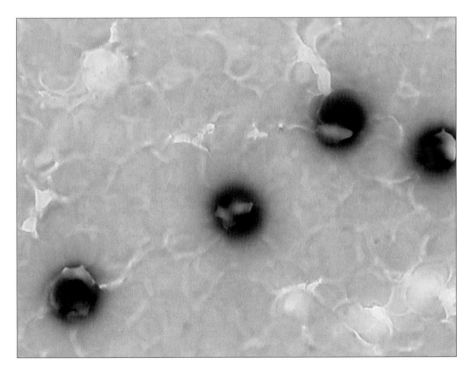

真性红细胞增多症 NAP 染色
NAP（+++）～（++++）。

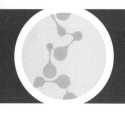

第三部分　急性白血病

一、急性髓系白血病微分化型（M_0）

1. M_0细胞形态学和细胞化学染色无髓系特征。细胞形态似ALL_2，其细胞大小不一，胞质量中等，略偏碱，无嗜天青颗粒及 Auer 小体；细胞核多为圆形或类圆形，核染色质均匀细致，核仁清楚。有的细胞胞体小，胞质量少，呈蓝色；核染色质均匀致密，核仁不清，似ALL_1型。

2. 细胞化学染色　过氧化物酶（POX）阴性，苏丹黑 B（SBB）染色阴性，电镜髓过氧化物酶（MPO）阳性。

3. 免疫分型　CD34，CD38，HLA-DR，MPO 表达；CD13，CD33，CD117 可表达。

4. 细胞遗传学　无特异性染色体核型异常。

5. 分子生物学　无特异性分子生物学异常。

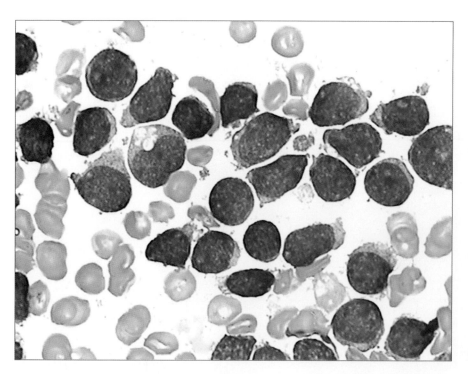

M_0骨髓象

骨髓中以原始细胞增生为主，胞体大小不一，形态较不规则，胞质量多少不一，呈蓝色、无颗粒；细胞核多为圆形或类圆形，可见不规则形，核染色质致密均匀，核仁可见。

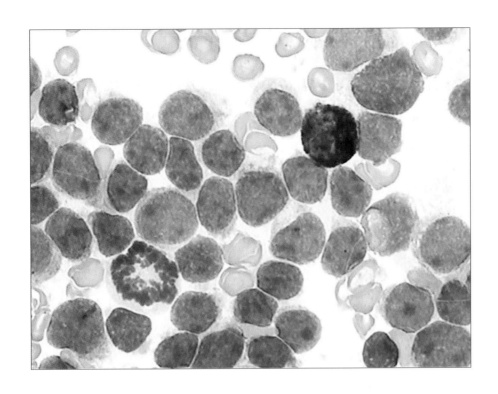

POX 染色

原始细胞 POX 阴性。

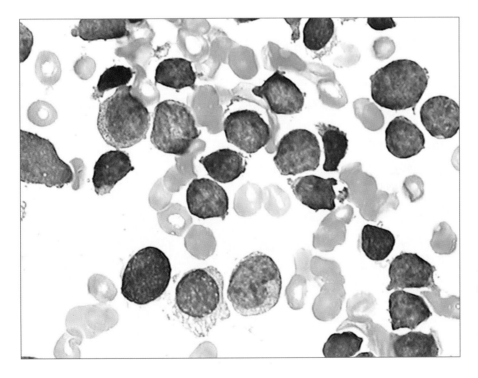

M₀骨髓象

原始细胞体积偏小，外观不规整，胞质量极少；细胞核多为圆形或类圆形，核染色质致密，核仁不见。似原始淋巴细胞。

急性髓系白血病微分化型(M$_0$)一例

【病历摘要】

患者女性,63岁,入院前1个月无明显诱因出现发热,最高为39℃,伴头晕、乏力,咳嗽、咳痰,胸闷、心悸。曾于当地医院诊断"肺炎"。具体诊治不详且上述症状未缓解,来我院治疗。入院后血常规:白细胞(WBC)11.42×10^9/L,红细胞(RBC)1.87×10^{12}/L,血红蛋白(HB)66g/L,血小板(PLT)103×10^9/L。骨髓形态学示:骨髓增生明显活跃,原始细胞占67.5%,其形态特点为胞体大小不等,形态较不规则,多呈圆形或类圆形;胞质量少,呈蓝色,胞核较不规则,核质致密,核仁不清楚。红细胞系统增生受抑。全片见巨核细胞13个。外周血原始细胞占13%,可见幼红幼粒细胞,成熟红细胞大小不一。血小板易见。过氧化物酶(POX)阳性<3%。形态学意见:根据形态学考虑急性淋巴细胞白血病。骨髓流式细胞术检查:共收集10 000个细胞。R2占有核细胞的4.34%,似为淋巴细胞。R3占有核细胞的82.91%;表达HLA-DR(47.91%),CD34(89.21%),CD117(81.8%),CD13(39.84%);不表达CD22(1.33%),CD19(0.95%),CD33(8.31%),CD64(0.79%),CD14(0.1%),CD3(0.56%),CD10(0.59%),CD41α(4.43%),CD20(0.13%)。R4占有核细胞的6.20%,似为粒细胞。分子生物学检查:WT1基因(拷贝数)/内参基因(拷贝数)=214 365.9/9 444 587=2.27%,急性白血病相关融合基因均阴性。染色体核型分析:47,XX,del(9)(q21),+mar[2]/46,XX[2]。

【病例分析】

该患者骨髓形态学检查示原始细胞占67.5%,且POX阳性<3%,考虑为淋巴细胞白血病。流式细胞术检查示R3有核细胞占82.91%;表达HLA-DR,CD34,CD117,CD13;不表达CD22,CD19,CD33,CD64,CD14,CD3,CD10,CD41α,CD20。该细胞表型为髓系免疫表型。

综上所述,该患者诊断为急性髓系白血病微分化型(M$_0$型)。

急性髓系白血病微分化型(M$_0$型)细胞形态似原始淋巴细胞(ALL$_1$或ALL$_2$型),细胞化学染色即POX阴性,苏丹黑B染色阴性,均无髓系特征,电镜髓过氧化物酶(MPO)阳性,免疫分型髓系表达,细胞遗传学及分子生物学均无特异性异常。

二、急性粒细胞白血病未分化型(M$_1$)

1. M$_1$骨髓原始粒细胞(I型+II型)≥90%(NEC),胞体偏小或中等大,胞质量少,呈半透明蓝色,少数细胞胞质内可见细小紫红色颗粒,可见Auer小体;细胞核多呈圆形或类圆形,可见扭曲、折叠,核染色质细致均匀,呈细沙粒状,核仁2~4个。

2. 细胞化学染色　POX或SBB染色阳性>3%。

3. 免疫分型　CD13,CD33,CD34,CD38,CD117,HLA-DR,MPO表达。

4. 细胞遗传学　无特异性染色体核型异常。

5. 分子生物学　无特异性分子生物学异常。

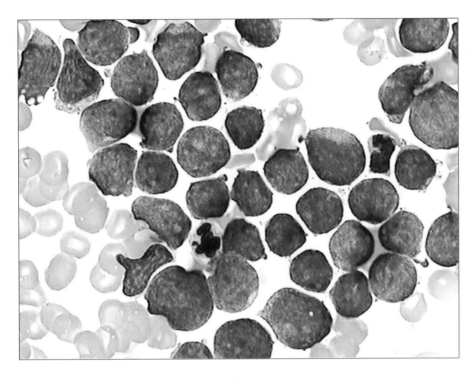

M₁骨髓象

以原始粒细胞增生为主,胞
体大小不一,形态较规整,
胞质量少、呈蓝色,有的胞
质内可见细小紫红色颗粒,
细胞核可见凹陷、折叠,染色
质细致均匀,核仁隐约可见。

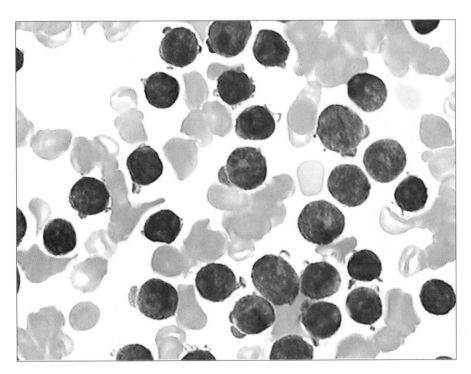

M₁血象

原始粒细胞体积偏小,易见
伪足,胞质量少、偏碱,胞核
多为圆形或类圆形,核染色
质细致均匀,核仁不甚清楚。

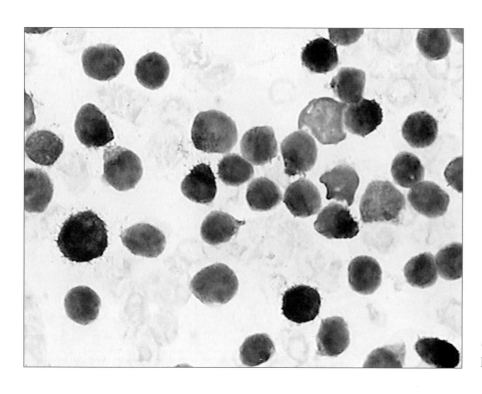

POX 染色

原始粒细胞 POX 阳性。
POX 阳性（+）～（++）>3%。

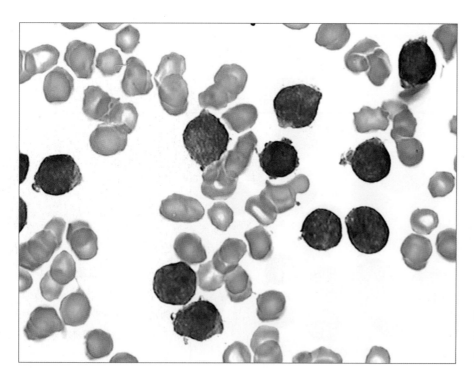

M₁骨髓象

淋巴样小原始粒细胞：体积
偏小，胞质量少、偏碱，核染
色质致密均匀，核仁不清楚。

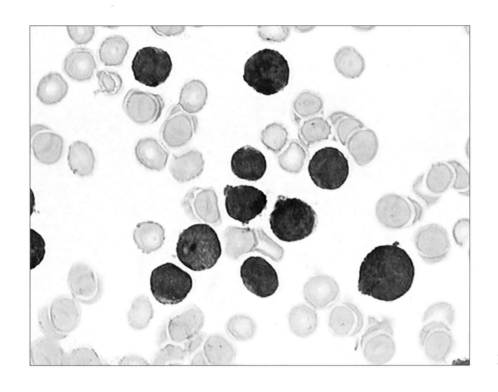

POX 染色
POX 阳性（++）～（+++）。

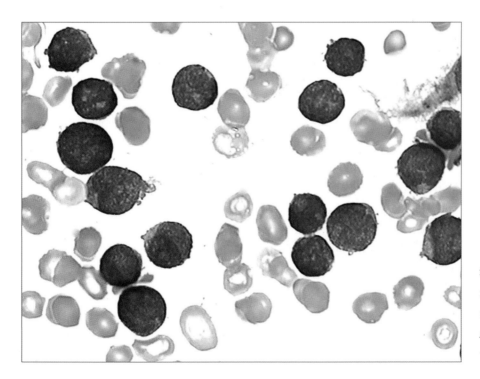

M₁骨髓象
淋巴样小原始粒细胞：胞体大小不一，胞质量少、呈蓝色，细胞核可见扭曲、折叠，核染色质致密均匀，核仁可见。

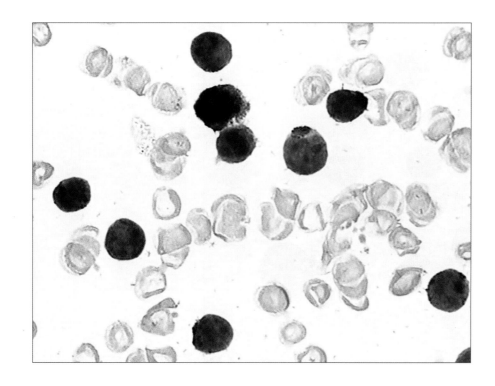

POX 染色

POX 阳性（+）～（++）。

三、急性粒细胞白血病部分分化型（M₂）

1. M₂ 骨髓原始粒细胞（Ⅰ型 + Ⅱ型）占 20%～89%（NEC），根据细胞形态学和细胞遗传学分为 M₂ₐ 和 M₂ᵦ 型。M₂ₐ 型胞体偏小或中等大，胞质量偏少或中等，呈半透明蓝色或浅蓝色，少数细胞胞质内可见细小紫红色颗粒，可见 Auer 小体；细胞核多呈圆形或类圆形，可见扭曲、折叠，核染色质细致均匀，呈细沙粒状，核仁 2～4 个。M₂ᵦ 型原始粒细胞胞体较大，形态较不规则，胞质量中等偏多，色偏碱，胞质内易见细小紫红色颗粒，在核的凹陷处有一淡染区，低倍镜下看似发亮灯泡，易见 Auer 小体；细胞核形态不规则，易见凹陷，扭曲等，核仁清楚。异常中幼粒细胞胞体大，胞质丰富，胞质偏碱或呈粉红色；核偏位，核染色质细致，核仁清楚可见。

2. 细胞化学染色 POX 或 SBB 染色阳性。

3. 免疫分型 CD13，CD33，CD34，CD38，CD117，HLA-DR，MPO 表达。

4. 细胞遗传学 t（8；21）（q22；q22）与 M₂ 有特别的联系，92% 为 M₂，形态学特征与 M₂ᵦ 十分一致。

5. 分子生物学 90% 以上的 M₂ᵦ AML₁/ETO 融合基因阳性。

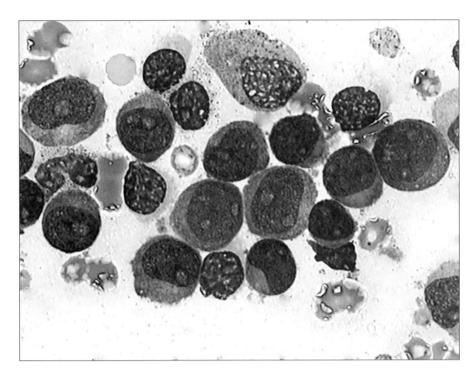

M_{2a}骨髓象

原始粒细胞胞体偏大,胞质量偏多,含有细小紫红色颗粒,核染色质呈细颗粒状,核仁明显。

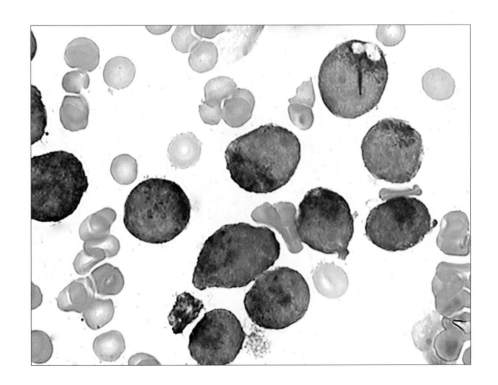

POX 染色

POX 阳性(++)。

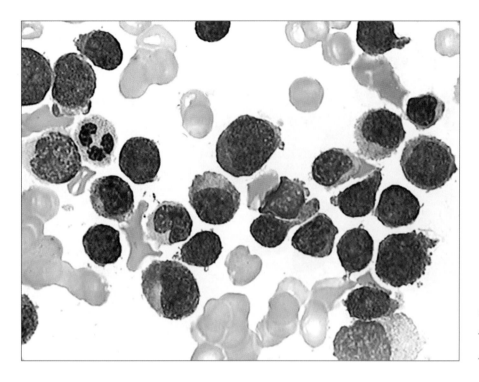

M_{2a}骨髓象
以淋巴样小原始粒细胞为主，体积小，胞质量少，核染色质致密均匀，核仁不清楚。

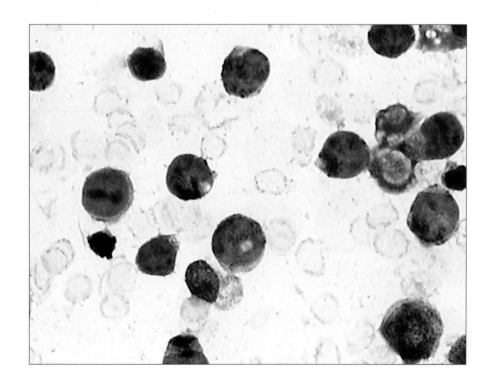

POX 染色
POX 阳性（++）。

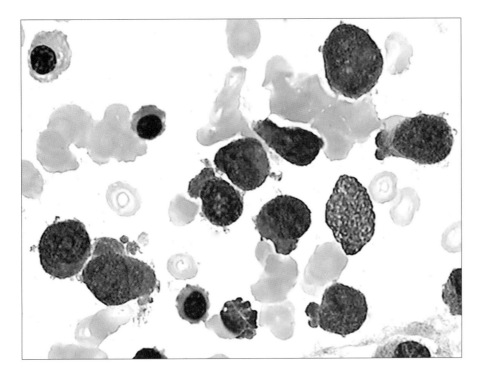

M_{2a}骨髓象
原始粒细胞大小不一，形态
不规则，胞质量中等、偏碱，
有伪足，核染色质致密，核
仁可见。

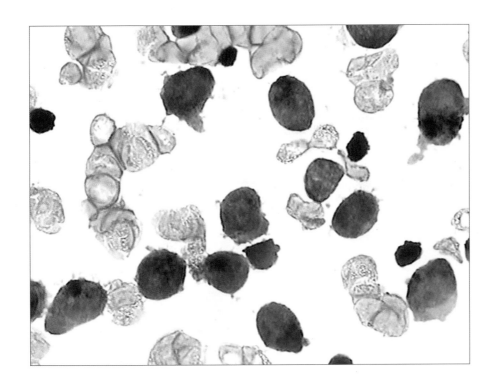

POX 染色
POX 阳性（++）。

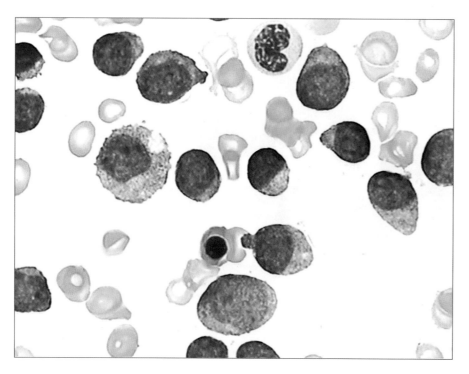

M₂ₐ骨髓象

原始粒细胞大小不一,形态较规整,胞质量中等、呈蓝色,有的胞质内可见细小紫红色颗粒;胞核呈圆形或类圆形,核染色质细致均匀,核仁可见。

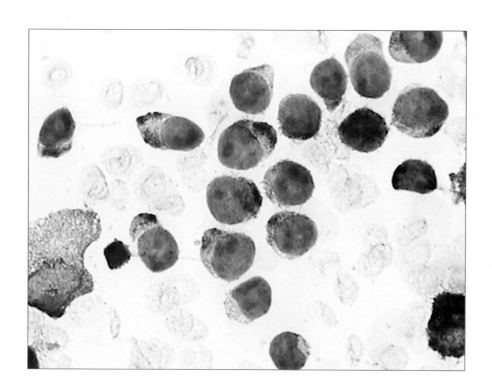

POX 染色

POX 阳性(+)～(++)。

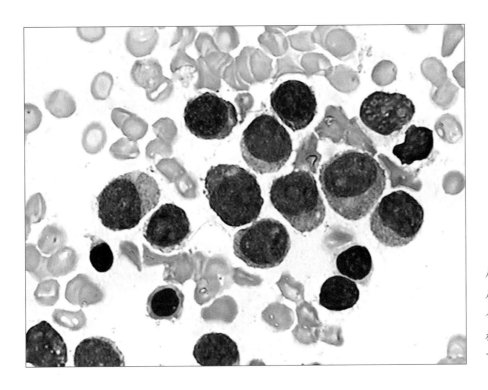

M₂ₐ骨髓象

原始粒细胞形态较规整,胞质量中等,呈蓝色,胞质内含有少量细小紫红色颗粒,核染色质较细致均匀,核仁可见。

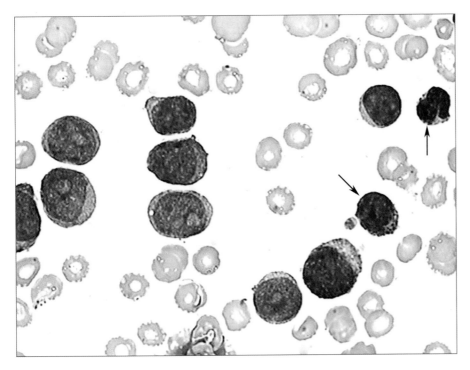

M₂ₐ骨髓象

M₂ₐ伴嗜碱性粒细胞增多(箭头)。

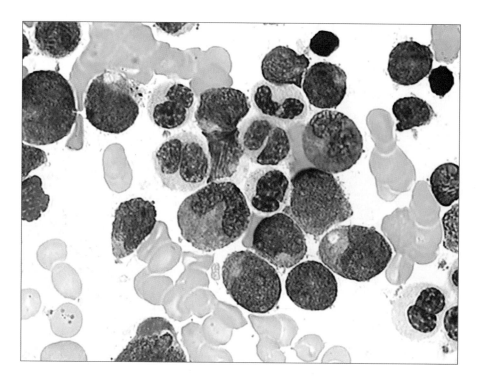

M_{2a}骨髓象
M_{2a}伴嗜酸性粒细胞增多。

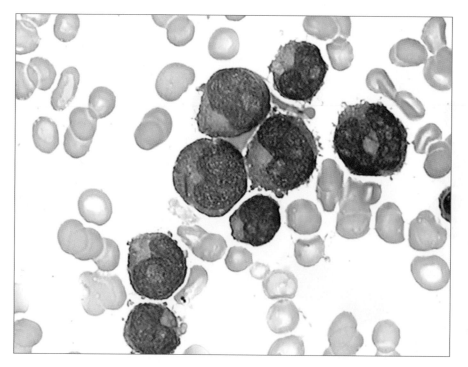

M_{2b}骨髓象
原始粒细胞胞体偏大，边缘不整，胞质量较多、偏碱，易见棒状小体，在核的凹陷处有一淡染区，细胞核形态不规整，易见凹陷，核染色质细致均匀，核仁清楚。

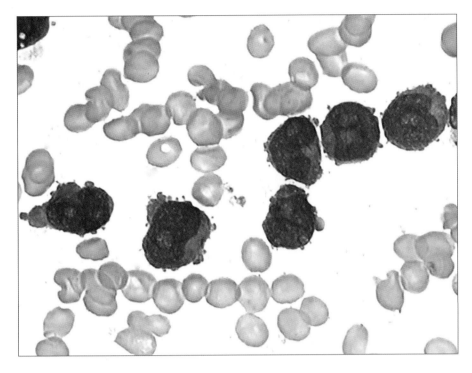

M₂ᵦ骨髓象

原始粒细胞胞体偏大，形态
不规整，胞质偏碱，胞质内
含有细小紫红色颗粒，可见
棒状小体，核形易见凹陷、
扭曲、折叠，核仁清楚。

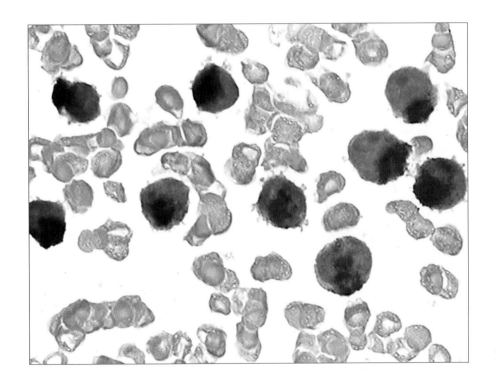

POX 染色

POX 阳性(++)～(+++)。

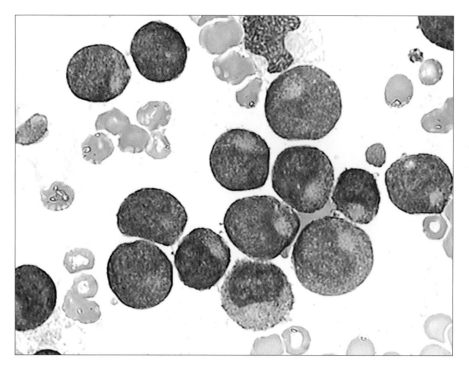

M_{2b} 骨髓象

原始粒细胞胞体大,形态较规整,胞质量多、偏碱,在核的凹陷处有一淡染区,可见细小紫红色颗粒,核形易见凹陷,核染色质细致,均匀,核仁隐约可见。

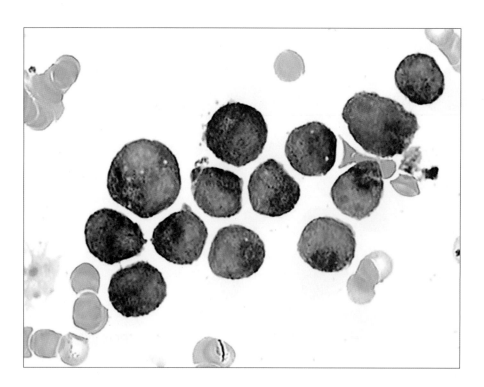

POX 染色

POX 阳性(++)～(+++)。

四、急性早幼粒细胞白血病(M₃)

1. M₃ 根据胞质内颗粒粗细多少分为 M₃ₐ(粗颗粒型)，M₃ᵦ(细颗粒型)和 M₃ᵥ(颗粒稀少型)三种类型。M₃ₐ 胞体大小不一，形态不规则，边缘不整，胞质丰富，有伪足，分为内外质，内质含有粗大密集紫红色颗粒，核质分界不清，易见柴捆状 Auer 小体；细胞核呈圆形或类圆形，扭曲、折叠，肾形等较易见，核仁可见。M₃ᵦ 胞质内含有密集细小紫红色颗粒，易见柴捆状 Auer 小体。M₃ᵥ 胞体大小不一，胞质量较 M₃ₐ 和 M₃ᵦ 偏少，色偏碱，一部分细胞胞质内含有粗大或细小颗粒，一部分细胞胞质内颗粒稀少或缺无，可见柴捆状 Auer 小体；细胞核易见扭曲、折叠等，核染色质细致，核仁明显可见。此类型白血病白细胞数通常增高。

2. 细胞化学染色　POX 强阳性。

3. 免疫分型　M₃ₐ、M₃ᵦ 不表达 CD34，HLA-DR；M₃ᵥ 可表达 CD34，不表达 HLA-DR。

4. 细胞遗传学　90% 以上可见 t(15；17)(q22；q21)核型异常。仅有不到5% 的患者可出现非典型细胞遗传学改变，包括 t(11；17)(q23；q21)、t(11；17)(q13；q21)、t(5；17)(q23；q21)等。

5. 分子生物学　90% 以上 PML/RARα 融合基因阳性。少见变异型包括 PLZF/RARα、NuMA/RARα、NPM/RARα 等融合基因阳性。

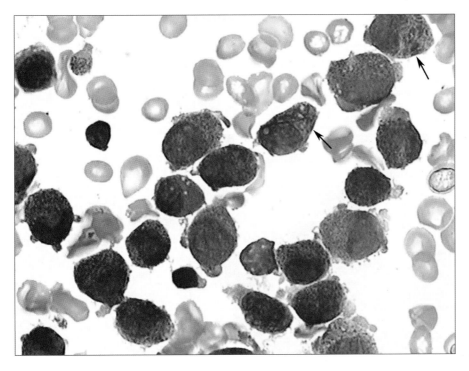

M₃ₐ 骨髓象

细胞大小不一，边缘不整，胞质丰富，胞质内充满粗大紫红色颗粒(箭头)，可见柴捆状棒状小体。细胞核多呈圆形或类圆形，可见凹陷、扭曲、折叠等。

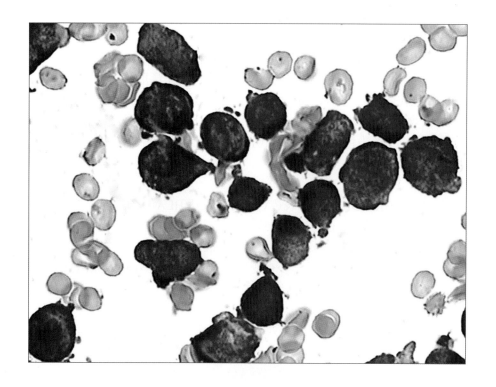

POX 染色
POX 强阳性（++++）。

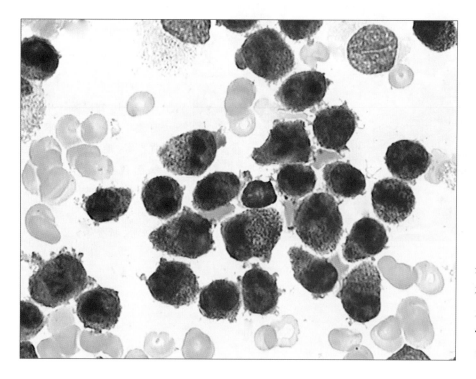

M₃ₐ骨髓象
细胞大小不一，边缘不整，
有伪足突起，胞质内充满粗
大紫红色颗粒，胞核形态异
常，易见扭曲、折叠等，核染
色质致密，核仁不见。

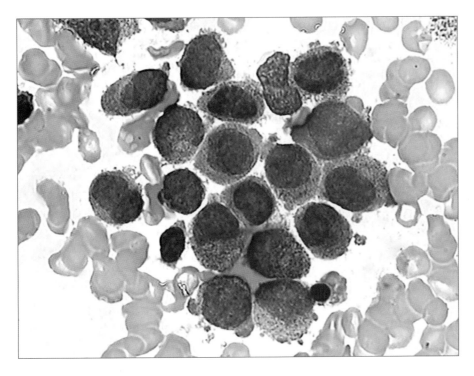

M$_{3a}$骨髓象
细胞边缘不整，胞质丰富，分内外质，内质含有粗大紫红色颗粒，核染色质细致，可见核仁。

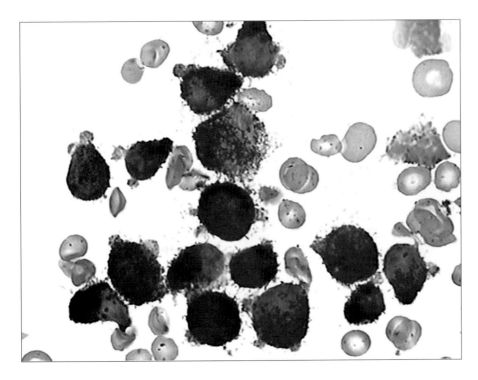

POX 染色
POX 强阳性（+++）～（++++）。

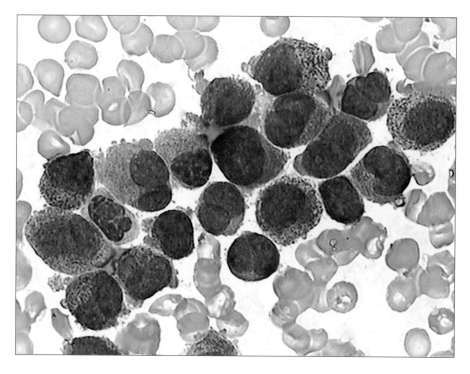

M₃ₐ骨髓象

细胞大小不一, 边缘不整,
有伪足突起, 胞质丰富, 胞
质内充满粗大紫红色颗粒,
核形呈不规则形, 核染色质
细致均匀, 核仁隐约可见。

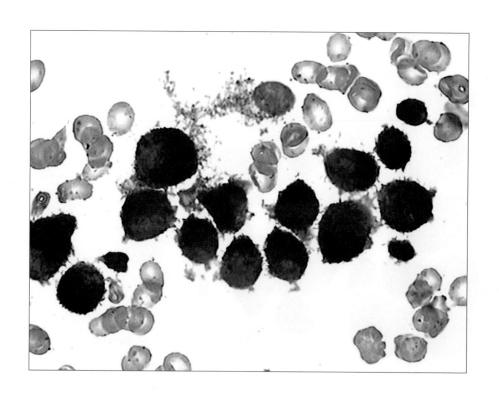

POX 染色

POX 强阳性(++++)。

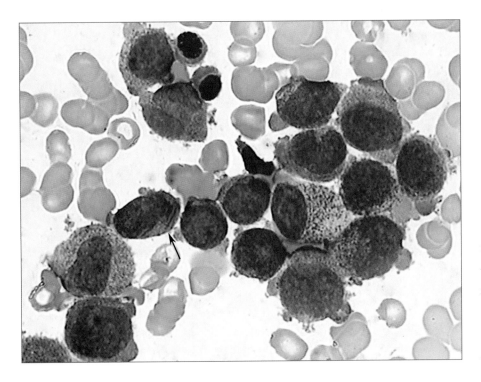

M₃ₐ 骨髓象
细胞大小不一，胞质丰富，分内外质，内质充满粗大紫红色颗粒，可见柴捆状棒状小体，胞核呈圆形或类圆形，可见扭曲、折叠等，核染色质致密，核仁不清楚（箭头）。

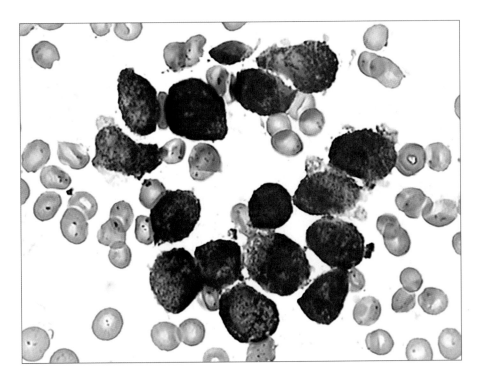

POX 染色
POX 强阳性（+++）～（++++）。

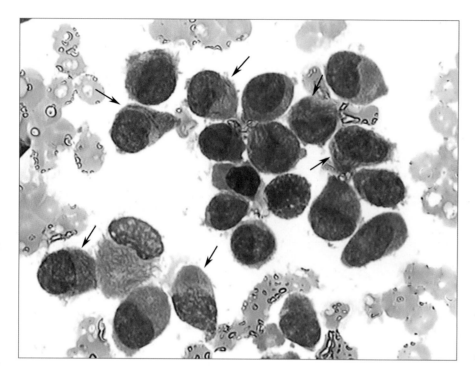

M₃b 骨髓象

细胞大小不一,形态不规
则,胞质丰富,胞质内充满
细小紫红色颗粒,柴捆状棒
状小体易见,细胞核易见扭
曲、折叠,核染色质粗,核仁
不清楚(箭头)。

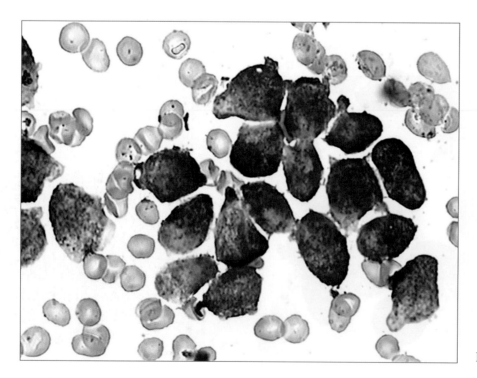

POX 染色

POX 强阳性(+++)~(++++)。

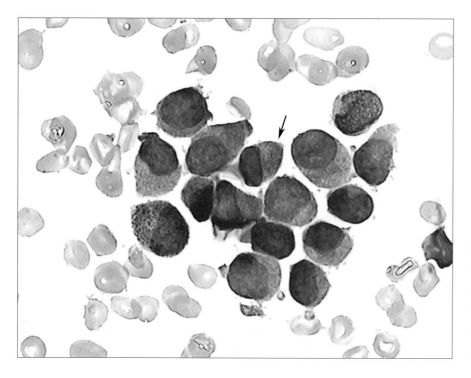

M$_{3b}$ 骨髓象

细胞形态不规整，胞质丰富，胞质内以细小紫红色颗粒为主，可见柴捆状棒状小体，核形可见扭曲、折叠、肾形等，染色质细致均匀，核仁隐约可见（箭头）。

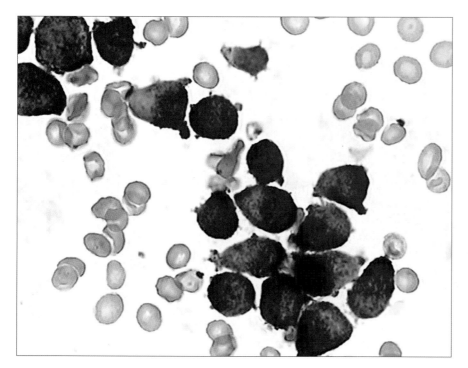

POX 染色

POX 强阳性（+++）～（++++）。

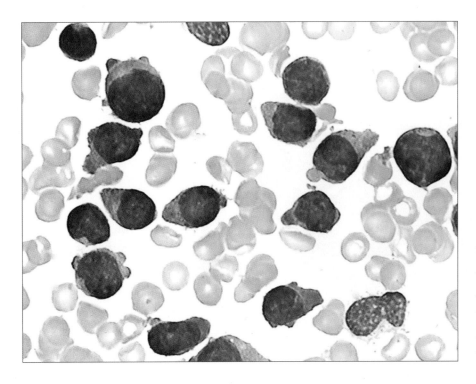

M₃ᵦ骨髓象

细胞大小不一,形态不规整,有伪足突起,胞质量较多,胞质内含有细小紫红色颗粒,细胞核呈圆形或类圆形,可见扭曲、折叠等,核染色质细致均匀,核仁隐约可见。

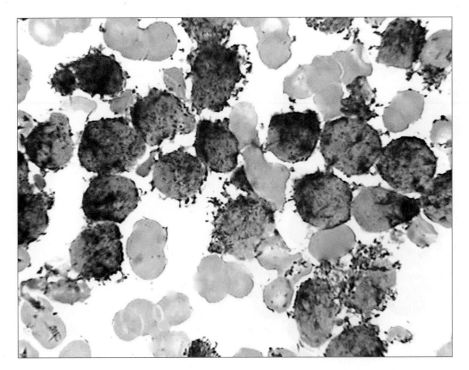

POX 染色

POX 强阳性(+++)~(++++)。

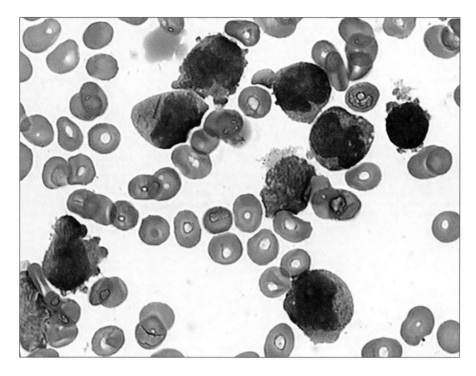

M₃b 骨髓象

细胞形态不规整，胞质丰富，分内外质，内质含有细小紫红色颗粒，可见棒状小体，细胞核易见扭曲、折叠，核染色质较细致，核仁隐约可见。

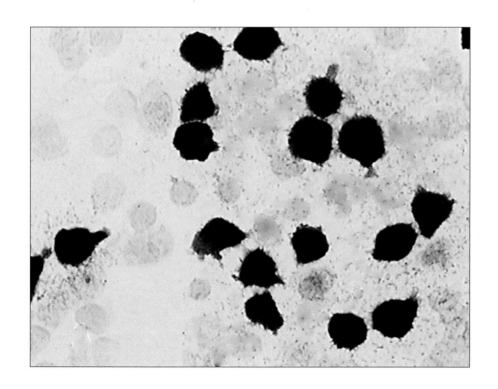

POX 染色

POX 强阳性（++++）。

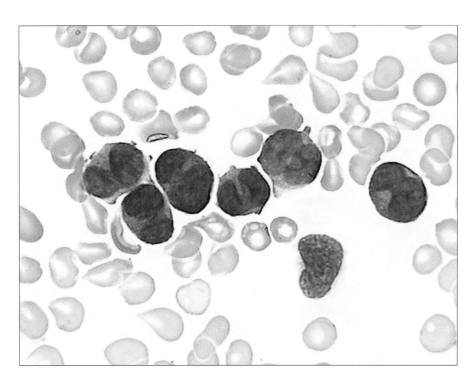

M_{3v} 血象

细胞形态较规整，胞质量偏少，胞质内可见少量细小紫红色颗粒，细胞核扭曲、折叠。

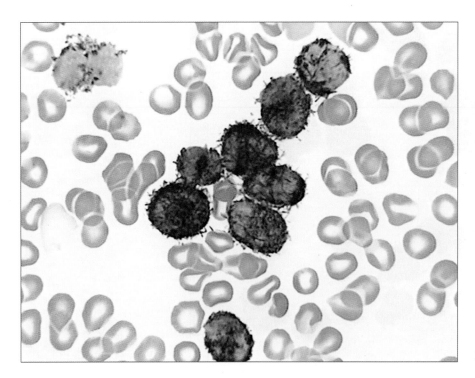

POX 染色

POX 强阳性（+++）～（++++）。

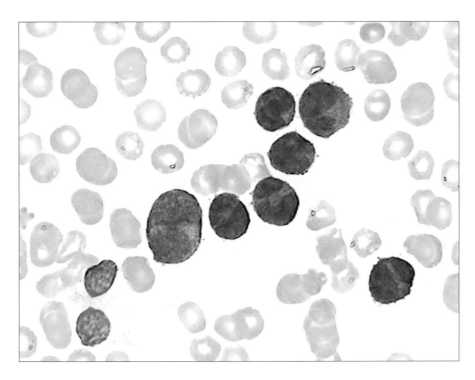

M₃ᵥ血象

细胞胞体大小不一，形态较
规则，胞质量偏少，胞质内颗
粒稀少，可见少量细小紫红
色颗粒，细胞核扭曲、折叠。

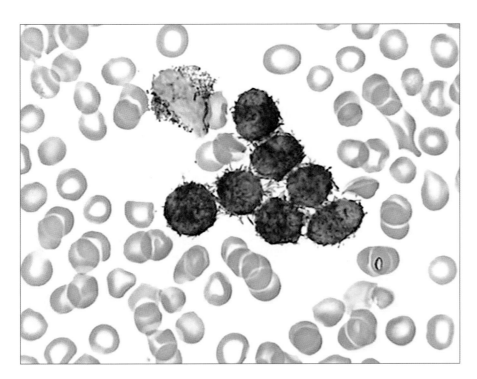

POX 染色

POX 强阳性（+++）～（++++）。

t(15;17)染色体、FISH 均阴性的 APL 一例

【病历摘要】

患者女性,39 岁,因"乏力 2 周,发热伴阴道不规则流血 5 天"于 2008 年 1 月 23 日入院。患者入院前 2 周无明显诱因出现乏力,5 天前合并发热(T:38℃),无畏寒、寒战,无咳嗽、咳痰,继而出现阴道出血,出血量有逐渐增多趋势,妇科检查未见异常。血常规:WBC 8.5×10^9/L,HGB 86.0g/L,PLT 29.4×10^9/L。为求进一步诊治收入院。骨髓形态学:骨髓增生明显活跃,粒系异常增生,以病态早幼粒细胞为主,占 94.5%,其形态特点为胞体大小不一,部分粒细胞胞质内含较多细小的嗜天青颗粒,有的细胞胞质内颗粒稀少或缺如,胞质分为内外质,可见柴束状 Auer 小体;POX(+++),α-丁酸萘酚酯酶染色(α-NBE)(-)。提示急性早幼粒细胞白血病 M_{3v} 型。流式细胞术检测细胞免疫表型:异常细胞群占 84.79%,表达 CD13、CD33,不表达 CD34、HLA-DR,不伴有淋系抗原表达。染色体核型分析:46,XX,7q +[7]/46,XX[8]。多色荧光原位杂交检查(M-FISH):46,XX,der(7)t(7;8),并通过 7 号、8 号全染色体涂染探针(WCP7、WCP8)检测证实 7 号染色体上的 7q + 是来源于 8 号染色体的一部分。PML/RARα 双色单融合基因探针行 FISH 检测,未检测到 PML/RARα 融合基因。但 RT-PCR 检查及基因测序,均检测到 PML/RARα 融合基因。此例是隐匿易位,不易被染色体及 FISH 识别,RT-PCR 敏感度高,可以检测到 PML/RARα 融合基因。因此,形态学依然是急性白血病诊断不可替代的基础方法,同时需结合免疫学、细胞遗传学和分子生物学检查,它们相互协作,各有优势。

五、急性粒单核细胞白血病(M_4)

1. M_4 根据细胞形态学分类,常见的有 M_{4a},M_{4b},M_4E_o。

(1)M_{4a}:以原始粒细胞增生为主,原幼单核细胞≥20%(NEC)。

(2)M_{4b}:以原幼单核细胞增生为主,原始粒细胞≥20%(NEC)。

(3)M_4E_o(急性粒单核细胞白血病伴异常嗜酸性粒细胞增多):该型除具有上述 M_4 各型特点外,骨髓中异常嗜酸性粒细胞≥5%,其形态特点:胞质内除有典型的橘红色嗜酸性颗粒外,还具有粗大而圆的深紫红色颗粒。

2. 细胞化学染色 POX 阳性或阴性,中性非特异性酯酶(α-NAE)部分阳性,被氟化钠(NaF)抑制。

3. 免疫分型 CD13,CD33,CD117,CD64,CD14,CD36,CD65,CD15 表达。

4. 细胞遗传学 常见 inv(16)(p13;q22)或 t(16;16)(p13;q22)核型异常。

5. 分子生物学 常见 CBF β/MYH11 融合基因阳性。

6. 骨髓象类似 M_2,外周血单核细胞≥5×10^9/L,也可划分为 M_4。

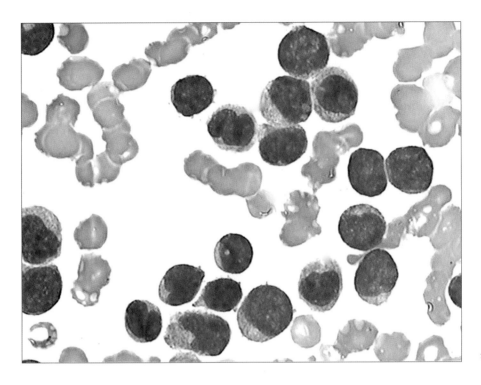

M_{4a}**骨髓象**
骨髓以原始粒细胞为主，幼
稚单核细胞易见。

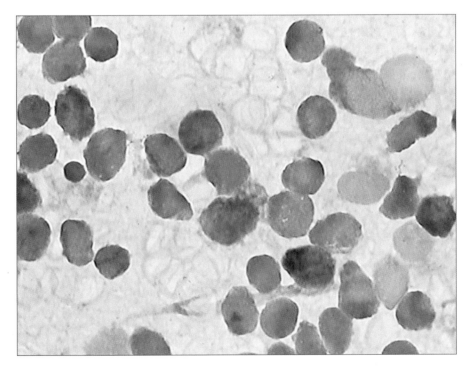

骨髓中性非特异性酯酶
染色(α-NAE)
原幼单核细胞α-NAE阳性，
胞质呈灰黑色或黑色(+)～
(++)。

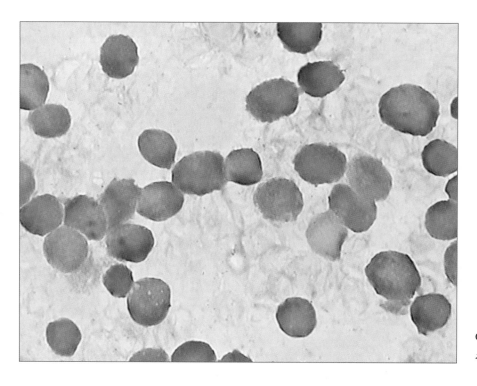

骨髓中性非特异性酯酶
氟化钠抑制试验
α-NAE 阳性反应完全被 NaF
抑制。

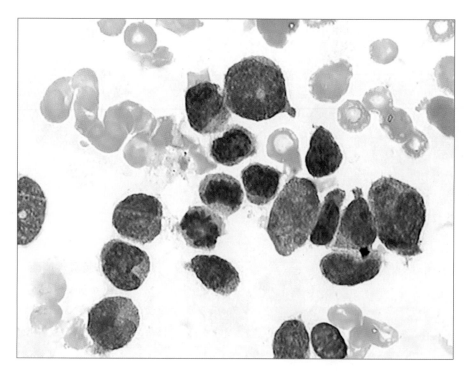

M_{4b}骨髓象
骨髓中以原幼单核细胞增
生为主,原始粒细胞≥20%。

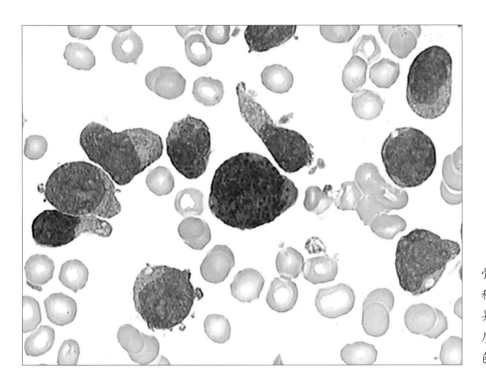

M₄E₀骨髓象

骨髓中以原始粒细胞和幼稚单核细胞增生为主,可见异常嗜酸性早幼粒细胞,胞质内可见较多粗大深紫红色颗粒。

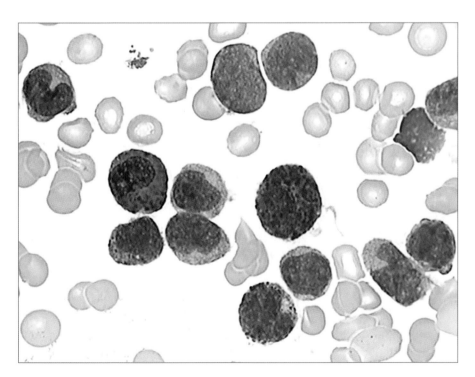

M₄E₀骨髓象

骨髓中以原始粒细胞和幼稚单核细胞为主,可见异常嗜酸性中幼粒细胞和晚幼粒细胞,胞质内可见较多粗大深紫红色颗粒。

急性粒细胞白血病部分分化型（M_2）伴有 CBF β-MYH11 基因表达一例

【病历摘要】

患者女性，42 岁，以"发现白细胞减少 6 天"为主诉入院。患者 6 天前发现右乳包块，无明显触痛，就诊于大连市中心医院拟手术治疗，完善血常规发现白细胞减少，外周血可见幼稚细胞，考虑急性白血病。为进一步诊治收入血液科，入院后查体：周身皮肤黏膜未见瘀斑及出血点，其他状况可。入院后血常规：WBC 2.08×10^9/L，RBC 3.91×10^{12}/L，Hb 135g/L，PLT 167×10^9/L。骨髓形态学示：骨髓增生活跃，粒细胞系统异常增生，以原始粒细胞为主，占 30%，其形态特点为胞体大小不等，多呈圆形或类圆形，可见核质发育不平衡，胞质量少，呈蓝色，含少许嗜天青颗粒，可见 Auer 小体；胞核较不规则，可见凹陷、折叠及肾形等，核质呈细颗粒状，分布均匀，核仁 1～3 个，POX（++）。红细胞系统增生活跃，占 20%，以中、晚幼红细胞为主，可见早期幼红细胞呈巨幼样变。全片见巨核细胞 129 个。外周血原始粒细胞占 5%，成熟红细胞形态大致正常，血小板散在易见。骨髓细胞形态学符合急性粒细胞白血病部分分化型（M_2）。流式细胞术检查：表达 CD34，CD117，HLA-DR CD33，CD13，CD64。分子生物学检查：CBF β-MYH11 融合基因：93.04%；WT1 基因：29.89%。染色体核型分析：46，XX[20]。

【病例分析】

本患者骨髓形态学检查：原始粒细胞占 30%，且过氧化物酶 POX（++）。免疫分型检查：表达 CD34，CD117，HLA-DR，CD33，CD13，CD64。分子生物学检查：CBF β-MYH11 融合基因 93.04%；WT1 基因 29.89%。

根据上述检查，可确定该患者为急性粒细胞白血病部分分化型（M_2 型）且伴有 CBF β-MYH11 基因表达。

目前认为，CBF β-MYH11 基因是 16 号染色体长臂的 CBF β 基因与短臂的 MYH11 基因发生重排，从而产生 CBF β-MYH11 融合基因。既往文献报道伴有 16 号染色体异常的多见于 M_4E_o，本病例为急性粒细胞白血病部分分化型（M_2 型）伴 CBF β-MYH11 基因表达，另外急性单核细胞白血病（M_5 型）也可见。

六、急性单核细胞白血病（M_5）

1. M_5 根据细胞形态学分两种亚型：M_{5a} 和 M_{5b}。

（1）M_{5a}：原始单核细胞≥80%（NEC）。胞体大，形态较不规整，胞质量较多，呈不透明灰蓝色或浅灰蓝色，颗粒稀少或不见，Auer 小体可见；细胞核多为圆形或类圆形，核染色质呈均匀细网状，核仁大 1～3 个。

（2）M_{5b}：骨髓原始 + 幼单核细胞≥20%（NEC），原始单核细胞 <80%。幼单核细胞大小不一，其形态不规整，胞质丰富，呈不透明灰蓝色，易见稀疏针尖样细小紫红色颗粒；细胞核易见扭曲、折叠，且折叠的痕迹比较明显；核染色质呈网状，核仁不见。

2. 细胞化学染色　POX 阴性或弱阳性。α-NAE 阳性，被氟化钠抑制。

3. 免疫分型　CD13，CD33，CD15，CD65，CD64，CD14，CD36 表达。

4. 细胞遗传学　22% 的 M_5 患者可涉及 11q23 的缺失或易位。

5. 分子生物学　可见 MLL 基因重排，在 AML 中发生几率约 4%。

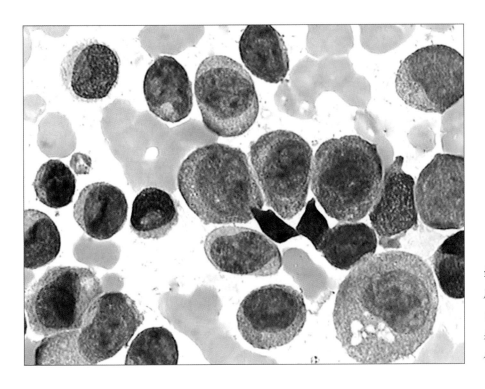

M₅ₐ骨髓象

细胞胞体大，形态较规整，胞质量多，呈灰蓝色，胞质内可见少量细小紫红色颗粒，核染色质疏松均匀，核仁隐约可见。

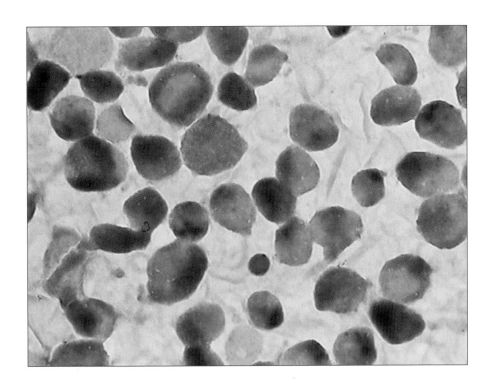

α-NAE 染色

α-NAE 阳性（+）～（++）。

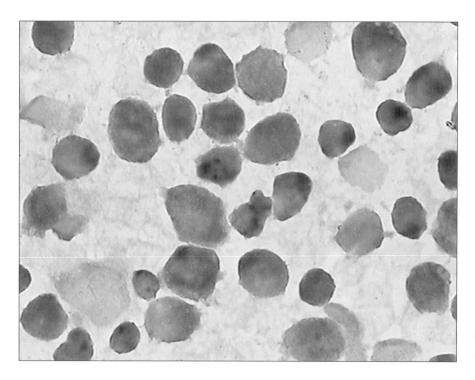

NaF 抑制试验

α-NAE 阳性反应部分被 NaF 抑制。

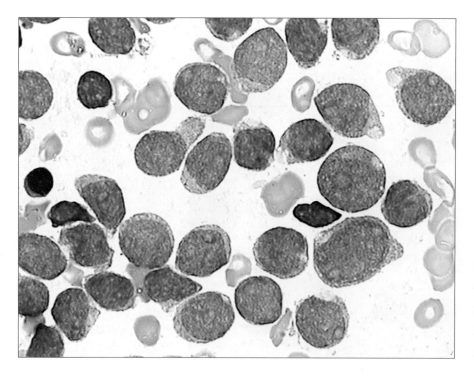

M_{5a}骨髓象

细胞大小不一,胞质量中等,呈浅灰蓝色,细胞核多为圆形或类圆形,可见不规则形,核染色质均匀,疏松呈网状,核仁清楚可见。

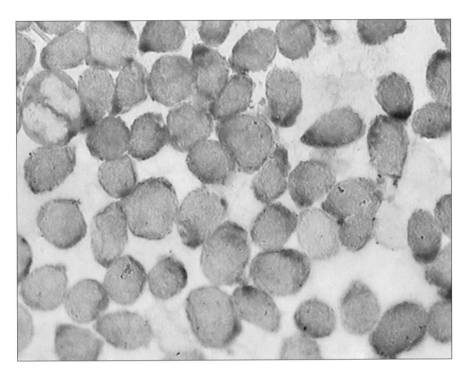

α-NAE 染色

α-NAE 阳性，胞质呈灰黑色
(+)～(++)。

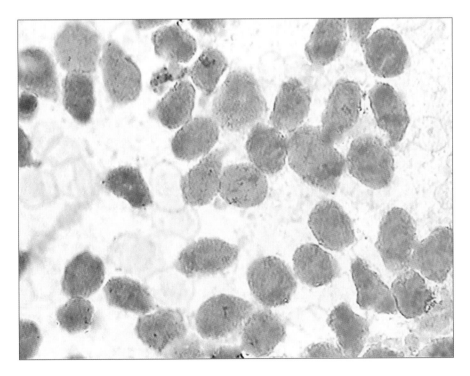

NaF 抑制试验

α-NAE 阳性反应大部分被
NaF 抑制。

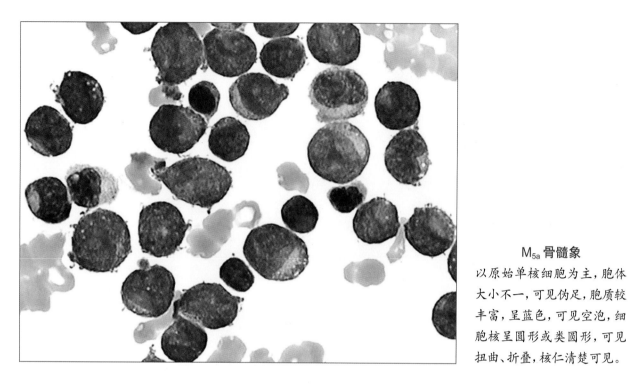

M$_{5a}$骨髓象

以原始单核细胞为主,胞体大小不一,可见伪足,胞质较丰富,呈蓝色,可见空泡,细胞核呈圆形或类圆形,可见扭曲、折叠,核仁清楚可见。

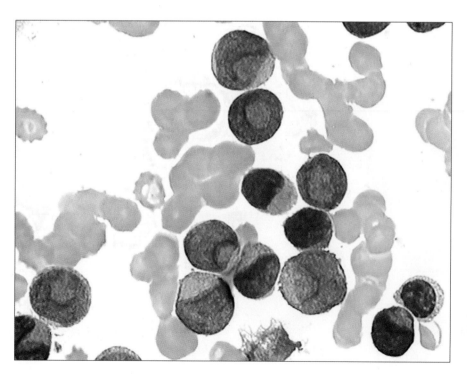

M$_{5a}$血象

细胞形态较规整,胞质量多少不一,呈灰蓝色,细胞核呈圆形或类圆形,易见凹陷、折叠,染色质均匀呈细网状,核仁不甚清楚。

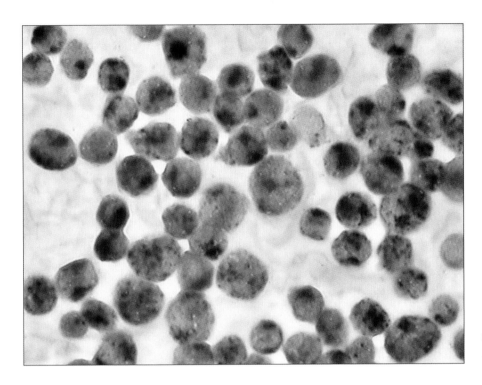

α-NAE 染色
α-NAE 阳性反应（++）～
（+++）。

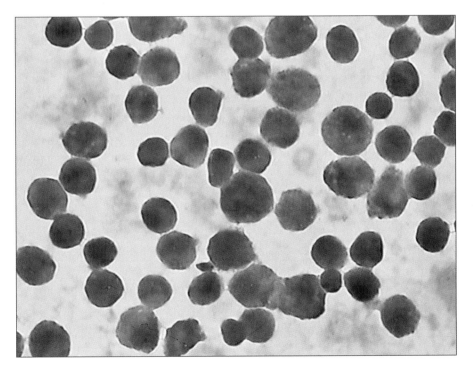

NaF 抑制试验
α-NAE 阳性反应被 NaF 抑制。

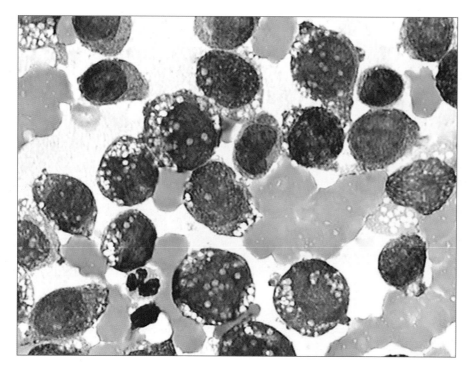

M_{5a}骨髓象
细胞胞体大，胞质量多，色偏碱，胞质内含有较多空泡，细胞核可见扭曲、折叠，核仁隐约可见。

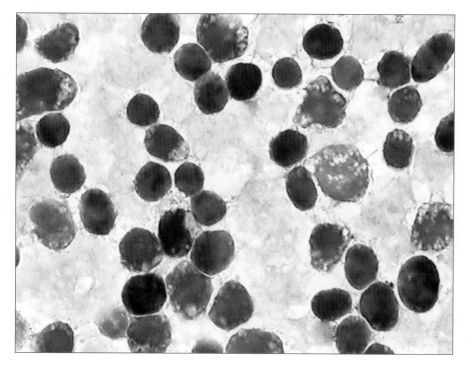

α-NAE 染色
α-NAE 阳性（++）～（+++）。

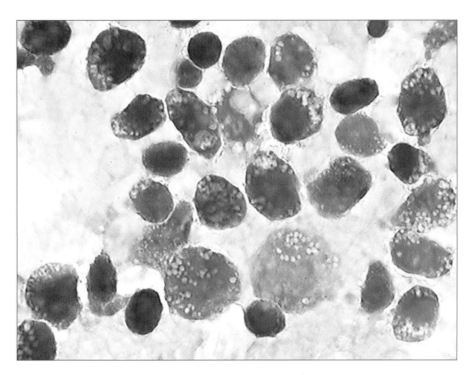

NaF 抑制试验

α-NAE 阳性反应被 NaF 抑制。

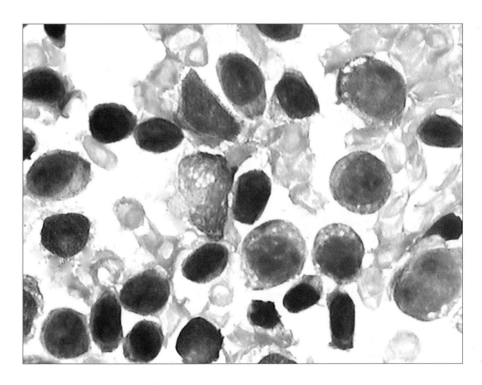

POX 染色

原幼单核细胞 POX 呈阴性。

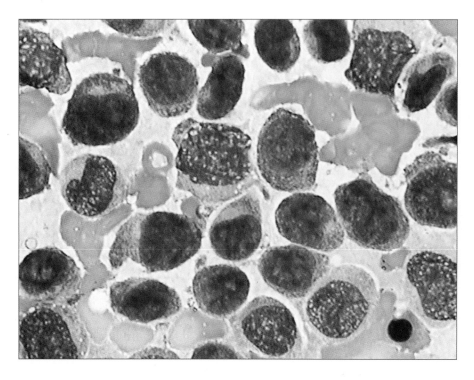

M~5b~骨髓象

以原幼单核细胞为主,胞体大,形态较不规整,胞质量多、呈灰蓝色,可见空泡,细胞核形态不规则,易见扭曲、折叠,核仁可见。

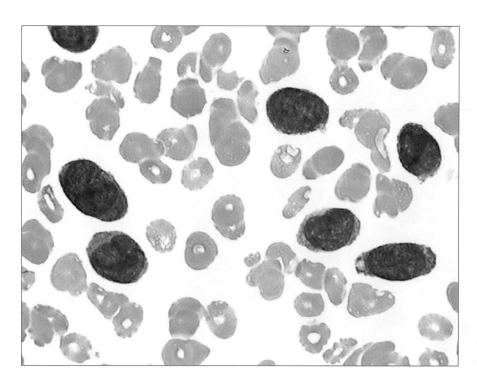

M~5b~血象

以原幼单核细胞为主,细胞核易见扭曲、折叠。

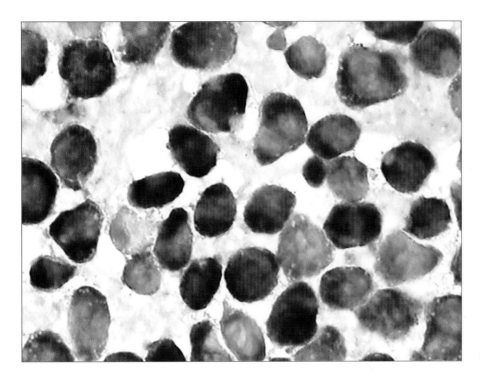

α-NAE 染色
α-NAE 强阳性(+++)～(++++)。

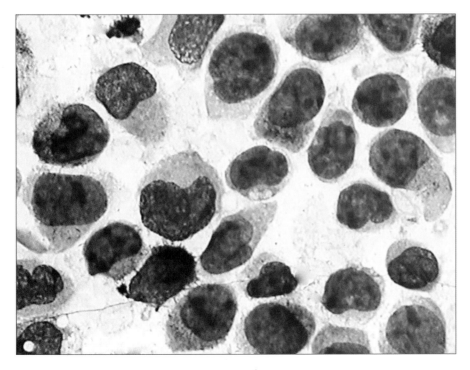

POX 染色
POX 大部分呈阴性,少数呈
弱阳性反应。

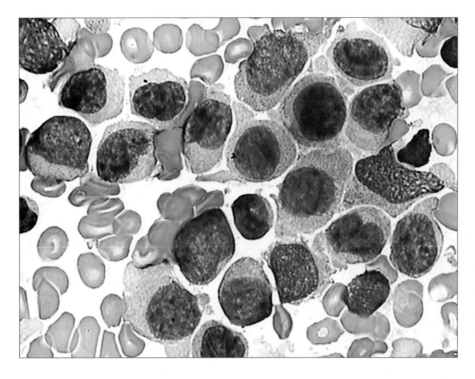

M~5b~骨髓象

原幼单核细胞胞体大,形态不规整,胞质丰富,呈浅灰蓝色,胞质内含有稀疏细小颗粒,细胞核易见扭曲、折叠,核仁不甚清楚。

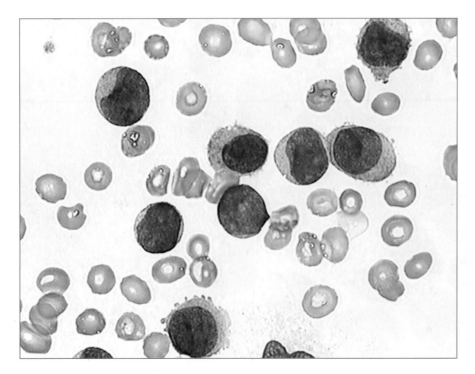

M~5b~血象

以原幼单核细胞为主,细胞形态较规整,胞质量较多,呈浅灰蓝色,核形不规则,可见扭曲、折叠,核染色质呈细网状,核仁不甚清楚。

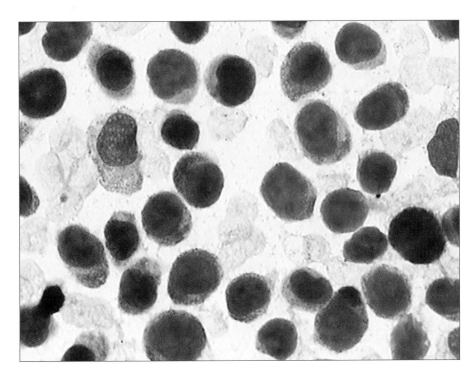

POX 染色

原幼单核细胞大部分 POX
呈阴性，少数呈弱阳性。

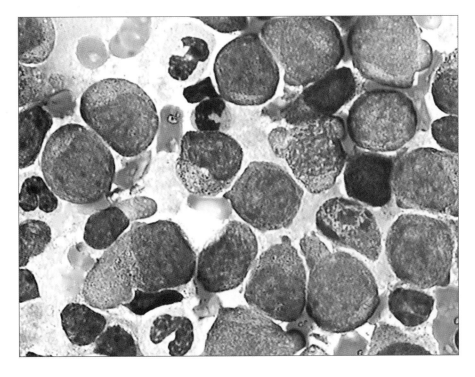

M₅ᵦ骨髓象

原始单核细胞＜80%。细胞
体积大，胞质量多，呈蓝色，
胞质内可见稀疏紫红色颗
粒，核染色质疏松，核仁隐
约可见。

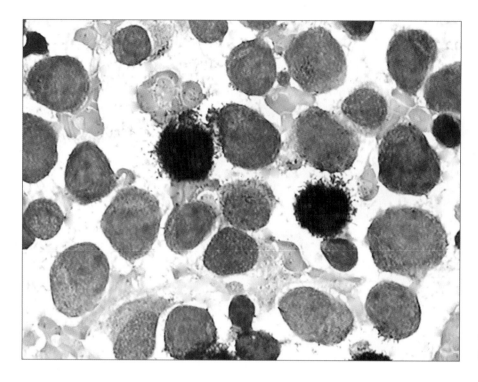

POX 染色

原幼单核细胞 POX 呈阴性
或弱阳性。

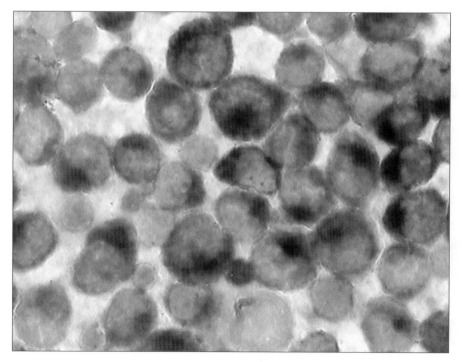

α-NAE 染色

α-NAE 阳性（++）～（+++）。

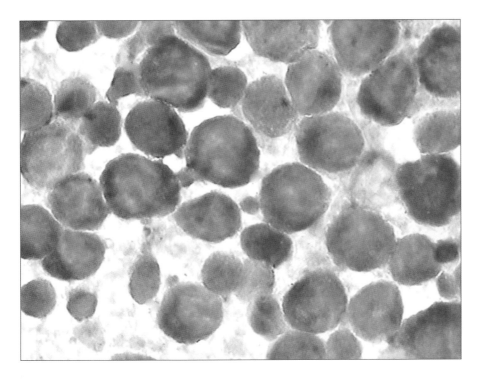

NaF 抑制试验

α-NAE 阳性反应被 NaF 抑制。

七、急性红白血病(M₆)

1. M₆ 分两种亚型:红系／粒或单核系白血病和纯红系白血病。

(1) 红系／粒或单核系白血病:骨髓原始细胞(原始粒细胞或原幼单核细胞)≥20%(NEC),红系≥50%,幼红细胞有明显病态造血,可见巨幼样变、核碎裂、多核幼红细胞等。

(2) 纯红系白血病:此病极少见,2016 年 WHO 分型,骨髓幼红细胞 >80%,其中原始红细胞≥30%。幼红细胞有明显病态造血,如巨幼样变、核碎裂、多核红细胞等。

2. 细胞化学染色　POX 阳性或阴性,骨髓细胞糖原染色(PAS)阳性。

3. 免疫分型　CD13,CD33,CD34,HLA-DR,CD117 表达。

4. 细胞遗传学　无特异性细胞遗传学异常。

5. 分子生物学　无特异性分子生物学异常。

6. 2008 年 WHO 分型,骨髓原始细胞 <20%,红系 <50%,则诊为 MDS;如红系≥50%,进行 NEC 分类后原始细胞≥20%,则诊为 M₆。2016 年 WHO 分型,骨髓原始细胞 <20%,红系≥50%,不再进行非红系分类,诊为 MDS。

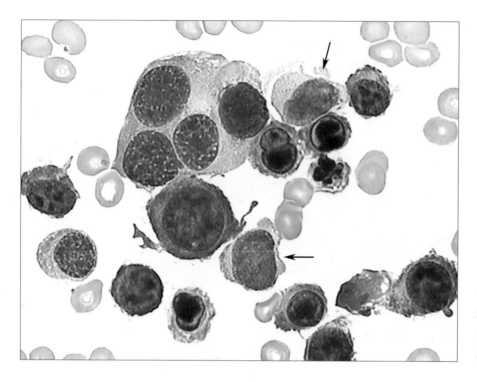

M₆骨髓象
（红系／单核系白血病）
以红系增生为主，可见多核红细胞，易见核碎裂，幼红细胞呈巨幼样变，见到幼稚单核细胞（箭头）。

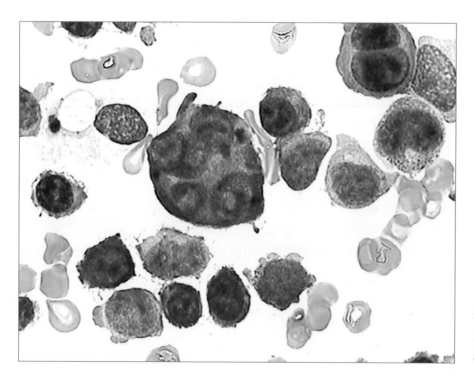

M₆骨髓象
（红系／单核系白血病）
红系易见病态造血，多核、双核幼红细胞，易见幼稚单核细胞。

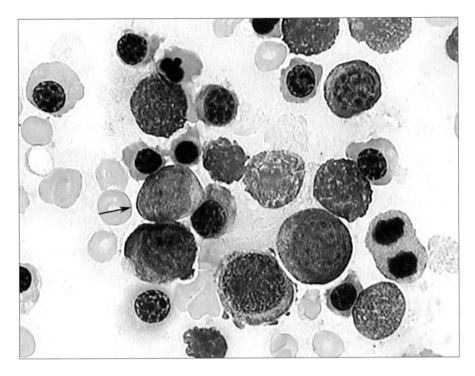

M₆骨髓象
（红系/粒系白血病）
可见原始粒细胞，红系多
见，幼红细胞呈巨幼样变，
可见核碎裂及核分裂象，裸
核细胞易见。

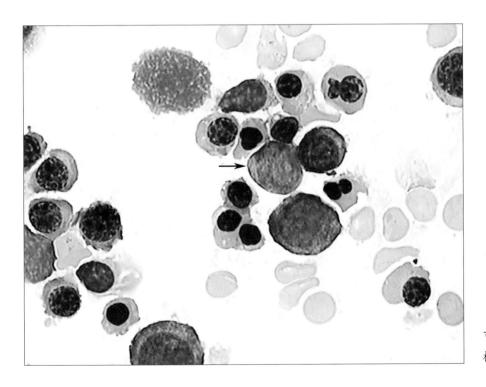

M₆骨髓象
（红系/粒系白血病）
可见原始粒细胞，红系易见
核碎裂，巨幼样变等。

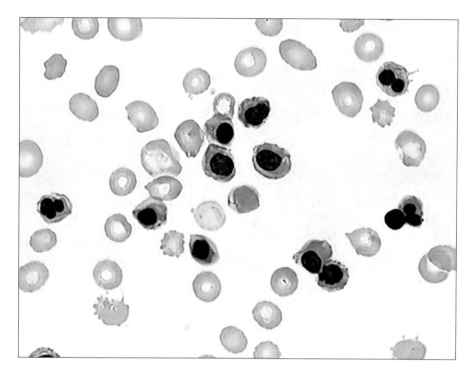

M₆血象

幼红细胞多见，易见核碎裂，可见核分裂象。

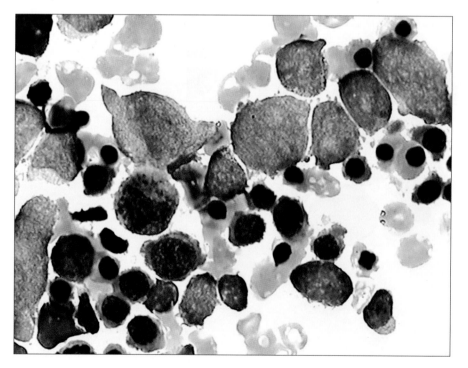

M₆骨髓象

（红系/单核系白血病）

原幼单核细胞多见，胞体大，形态不规整，胞质量多，呈不透明灰蓝色，胞核呈圆形或类圆形，核染色质疏松均匀，核仁可见，各个阶段幼红细胞增生旺盛。

八、急性巨核细胞白血病(M₇)

1. M₇骨髓原始巨核细胞≥20%,原始巨核细胞体积较大,胞质量少,偏碱,无颗粒,不透明,易见伪足突起,可见空泡;细胞核多呈圆形,可见不规则形或凹陷,核染色质细致、致密,核仁有时可见1~3个。合并骨髓纤维化的患者骨髓有"干抽"现象。

2. 细胞化学染色　POX(−),SBB(−),PAS(+),ACP(+),α-NBE(+),电镜细胞化学血小板过氧化物酶(PPO)阳性。

3. 免疫分型　CD41,CD61,CD36表达;CD13,CD33,HLA-DR,CD117可表达。

4. 细胞遗传学　无特异性染色体核型异常。

5. 分子生物学　无特异性分子生物学异常。

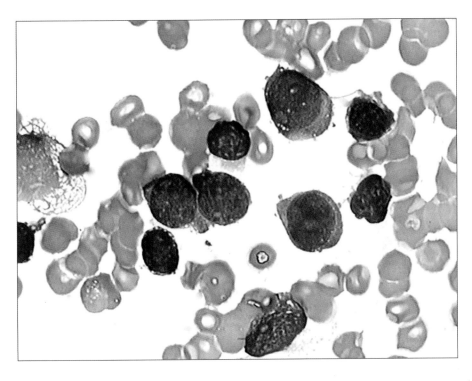

M₇骨髓象

以原始巨核细胞增生为主,易见伪足,胞质量少、呈不透明蓝色,可见空泡,核染色质致密,核仁可见。原巨核细胞有的体积较小,似原淋巴细胞,免疫分型是诊断M₇重要依据。

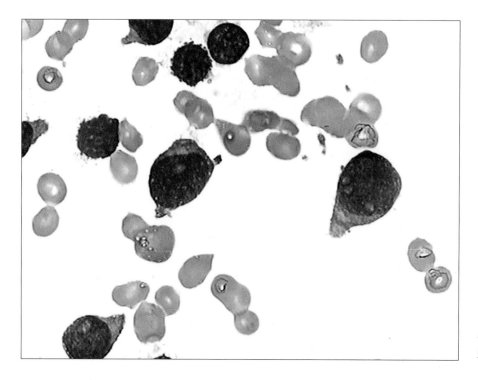

M₇骨髓象
原始巨核细胞胞质量少，不透明，核仁明显，1～3个。

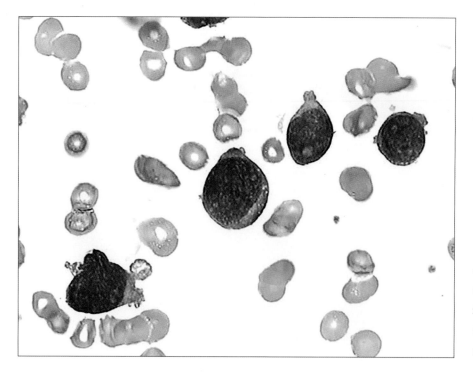

M₇骨髓象
原始巨核细胞大小不一，形态较不规整，易见伪足突起，胞质量少，呈不透明蓝色，核染色质致密，核仁隐约可见。

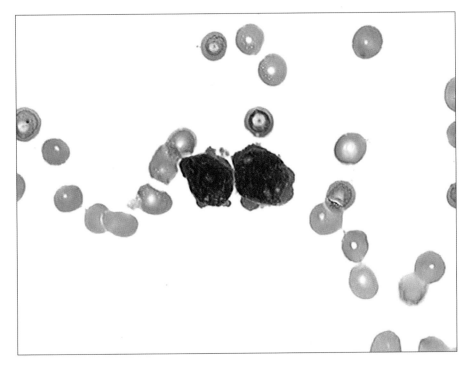

M7骨髓象
原始巨核细胞形态不规整，易见伪足，胞质量少、呈不透明蓝色，核形为类圆形，核染色质粗，核仁1～2个。

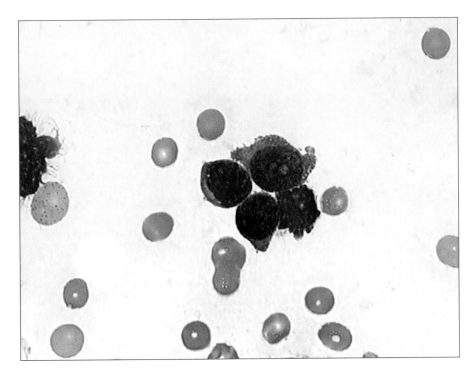

M7骨髓象
原始巨核细胞形态不规则，大小不一，可见伪足，胞质量少，呈不透明蓝色，核染色质粗，核仁可见。

九、伴有多系病态造血急性髓系白血病

1. 伴有多系病态造血急性髓系白血病患者可分为无先期 MDS 或 MDS/MPN 发病史，和有 MDS 或 MDS/MPN 演变史。常见急性白血病类型有 M_2，M_4 和 M_5。

2. 细胞形态学特征　髓系细胞中有一系或两系以上明显病态造血。粒系病态造血主要表现为核分叶过多，核分叶减少，核质发育不平衡，核形异常等；红系病态造血主要表现为呈巨幼样变，核碎裂，多核红细胞，核出芽，环形铁粒幼红细胞，成熟红细胞大小不一等；巨系病态造血主要表现为单圆核巨核细胞，双圆核巨核细胞，多圆核巨核细胞，原始小巨核细胞，颗粒型小巨核细胞，分叶过多巨核细胞，形态异常血小板等。

3. 细胞遗传学　如继发于 MDS，染色体核型类似于 MDS 所见，+8，+9，+11，del(11q)，+19，del(20q)，+21，−7/del(7q)，−5/del(5q)等。

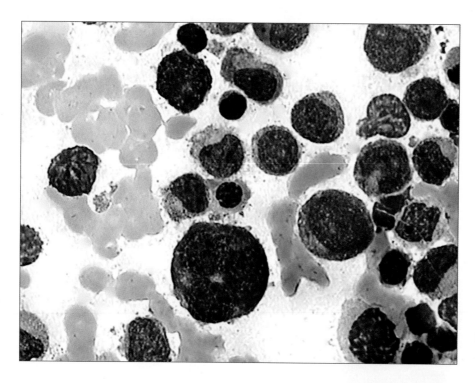

骨髓象

M_2 伴红系病态造血，可见多核红细胞。

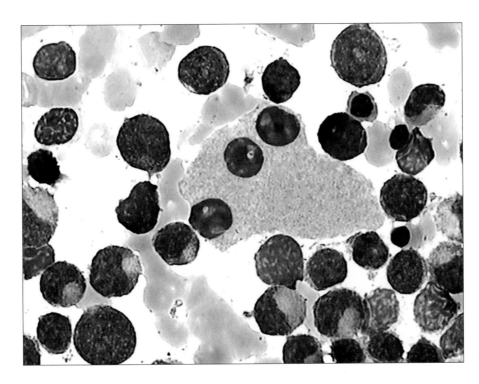

骨髓象

M_2 伴巨系病态造血，可见多圆核巨核细胞。

十、急性淋巴细胞白血病（ALL）

1. 根据细胞形态将急性淋巴细胞白血病分为 ALL_1、ALL_2 和 ALL_3 型。

（1）ALL_1 型：原始和幼稚淋巴细胞体积小，以小细胞为主，胞质量极少，呈蓝色；细胞核多为圆形或类圆形，可见凹陷、折叠；核染色质粗、致密、均匀，核仁小，不甚清楚。

（2）ALL_2 型：原始和幼稚淋巴细胞以大细胞为主，大细胞占白血病细胞的 25% 以上；胞质多少不一，呈亮蓝色或中度偏碱，有时可见少量空泡；胞核易见凹陷、折叠等；核染色质细致均匀，核仁 1～3 个。

（3）ALL_3 型：原幼淋巴细胞胞体大，胞质量多，偏碱，呈深蓝色，胞质内含有较多空泡，呈蜂窝状；细胞核多为圆形或类圆形，可见凹陷、折叠等；核染色质致密，均匀，核仁 1～3 个。

2. 细胞化学染色 过氧化物酶或苏丹黑 B 染色阴性。中性粒细胞碱性磷酸酶积分增高。

3. 免疫分型 B 细胞免疫表型为 CD19，CD20，CD22，CD10，CD79a 阳性；T 细胞免疫表型为 CD3，CD2，CD7 阳性。

4. 细胞遗传学 可见 t(9；22)(q34；q11)，占 2%～5% 的儿童 ALL 和 15%～30% 的成人 ALL。

5. 分子生物学 可见 BCR/ABL 融合基因阳性，占 2%～4% 的儿童 ALL 和 15%～20% 的成人 ALL。

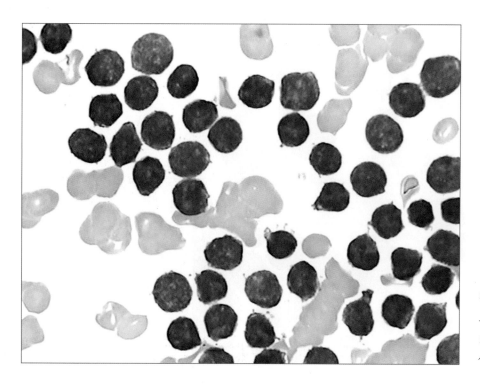

ALL₁骨髓象

以原始和幼稚淋巴细胞为主，细胞体积小，胞质量极少、偏碱，核染色质致密，核仁不甚清楚。

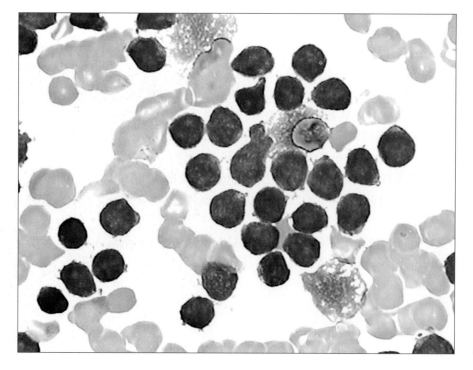

ALL₁骨髓象

骨髓中以原幼淋巴细胞为主，细胞体积小，形态较规整，胞质量少，核染色质致密，核仁不甚清楚，涂抹细胞易见。

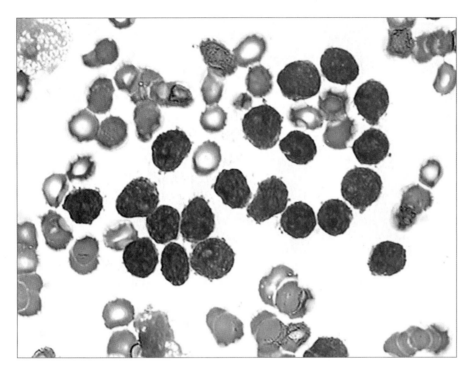

ALL₁ 骨髓象

细胞体积小，边缘不整，胞质量极少、呈蓝色，核染色质致密、较粗，核仁可见。

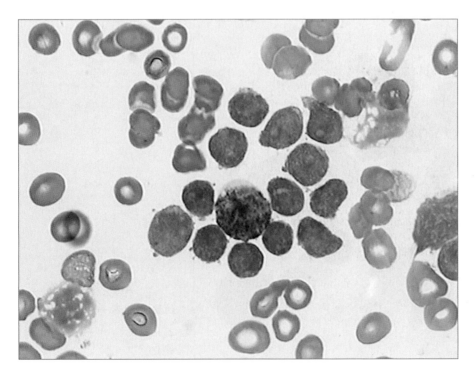

POX 染色

原幼淋巴细胞POX呈阴性。

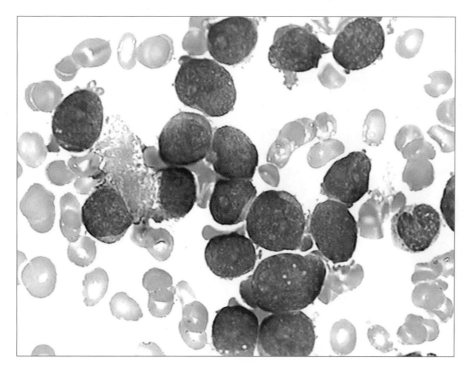

ALL₂骨髓象
以大细胞为主,有伪足突起,胞质量少、偏碱,可见空泡,细胞核多为圆形或类圆形,核染色质致密均匀,核仁可见。

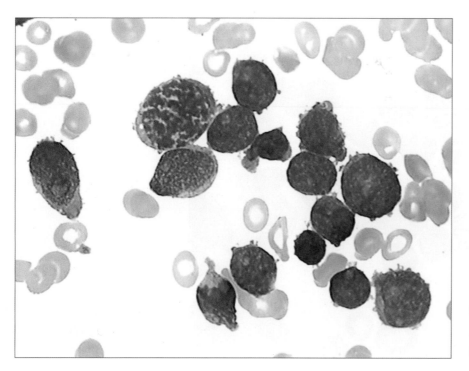

ALL₂骨髓象
细胞大小不一,以大细胞为主,可见白血病细胞核分裂象。

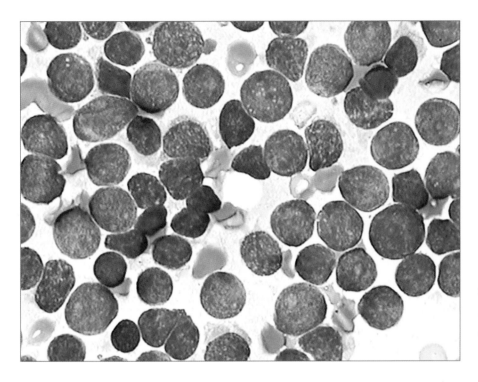

ALL₂骨髓象

细胞形态较规整,大小不一,以大细胞为主,胞质量少、偏碱,可见空泡,核染色质均匀细致,核仁可见1~3个。

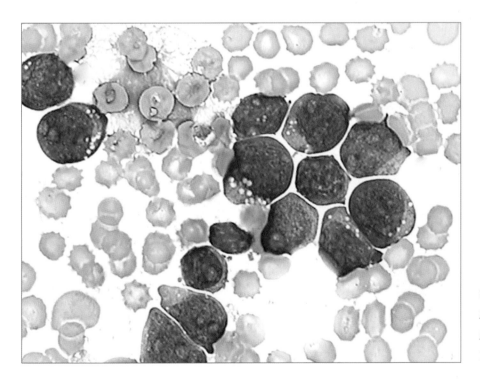

ALL₃骨髓象

细胞胞体大,胞质量较多,胞质内空泡易见,核染色质致密、较粗,核仁清楚、可见1~3个。

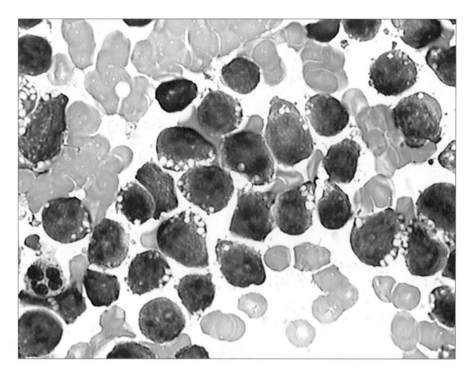

ALL₃骨髓象
细胞胞体大小不一，以大细胞为主，胞质偏碱，胞质内易见数量不等的空泡。

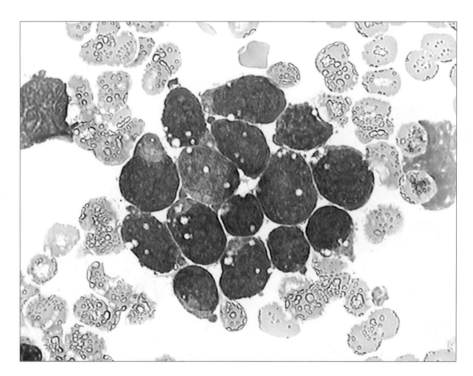

ALL₃骨髓象
细胞胞体大，成堆分布，形态不规整，胞质偏碱，含有数量不等的空泡，核染色质粗，核仁不甚清楚。

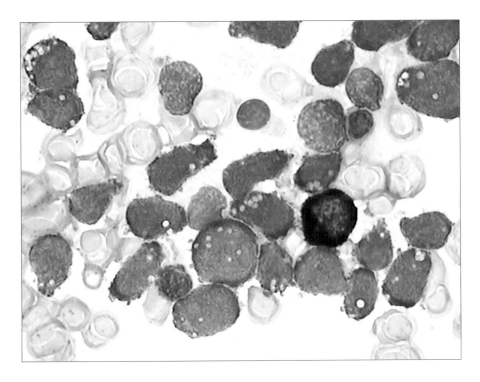

POX染色
原幼淋巴细胞POX呈阴性。

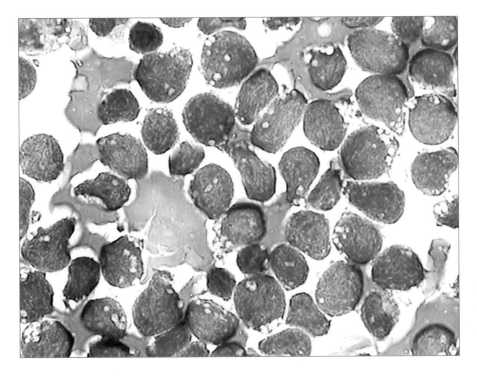

ALL₃骨髓象
细胞形态较不规整,胞质量偏少,呈蓝色,胞质内含有较多空泡,核染色质粗,均匀,核仁不清楚。

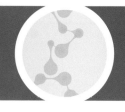

第四部分　慢性白血病

一、慢性粒细胞白血病（CML）

1. 临床特点　发病于不同年龄，发病初期大多数患者有不同程度的脾大，少数患者脾不大。

2. CML 慢性期血象　白细胞数一般 >20.0×10⁹/L，血红蛋白正常或减低，血小板数升高或正常。白细胞分类：易见各阶段幼粒细胞，易见嗜酸和嗜碱性粒细胞，有核红细胞少见或不见。

3. CML 慢性期骨髓象　骨髓增生明显活跃或极度活跃。粒系增生明显或极度活跃，双嗜细胞易见，红系 <15%，巨核细胞明显增多，易见体积偏小的巨核细胞。骨髓中海蓝组织细胞较易见。

4. CML 分为慢性期、加速期和急变期。慢性期：骨髓和外周血原始粒细胞 <10%；加速期：骨髓和外周血原始粒细胞占 10%～19%，或嗜碱性粒细胞 >20%，部分加速期患者，粒、红、巨三系可见病态造血，尤以粒、巨两系明显；急变期：原始细胞（原始粒细胞，原幼单核细胞，原幼淋巴细胞，原始巨核细胞）≥20%，或骨髓象原始粒 + 早幼粒细胞 >50%，或血象原始粒 + 早幼粒细胞 >30%。CML 急变可转为急性粒细胞白血病、急性单核细胞白血病、急性淋巴细胞白血病和急性巨核细胞白血病。临床上有部分 CML 的患者，初诊时以血小板增高为主，常 >800×10⁹/L，白细胞数一般 <20×10⁹/L，外周血可见幼稚粒细胞，骨髓增生活跃或明显活跃，双嗜细胞可见，形态学呈不典型 CML，易与原发性血小板增多症相混淆，此时进行细胞遗传学和分子生物学检查非常重要。

5. 细胞化学染色　中性粒细胞碱性磷酸酶积分：慢性期明显降低，加速期降低，急变期可升高。

6. 细胞遗传学　95% 的 CML 慢性期患者有 t(9；22)(q34；q11)，CML 加速期或急变期时除 t(9；22)(q34；q11)外，可出现额外染色体异常，包括 +ph、+8、i(17q)、+19、+21 等。

7. 分子生物学　BCR/ABL 融合基因阳性，其中慢性期中位值为 70% 左右。根据 BCR 基因断裂点不同，分为 m-BCR(p190)、M-BCR(p210)和 u-BCR(p230)三种，绝大部分为 p210 型。

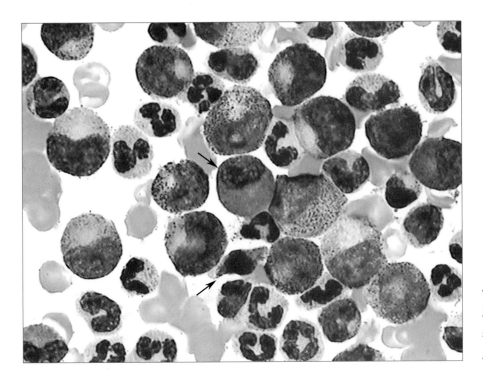

CML 慢性期骨髓象
骨髓增生明显活跃，以粒细胞系统增生为主，各个阶段粒细胞增生均旺盛，双嗜细胞易见。

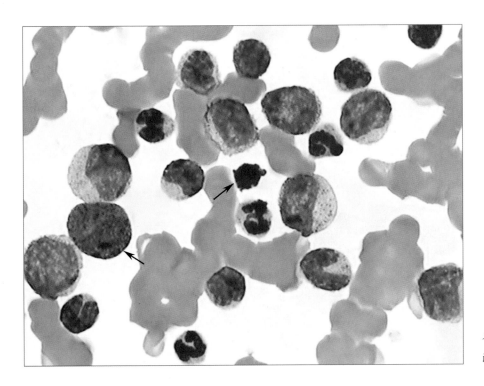

CML 慢性期血象
各阶段幼稚粒细胞多见，嗜酸及嗜碱性粒细胞易见。

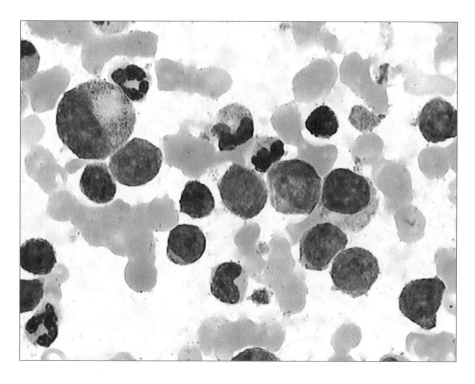

CML 急粒变骨髓象
骨髓中以原始粒细胞增生为主，可见嗜酸及嗜碱性粒细胞。

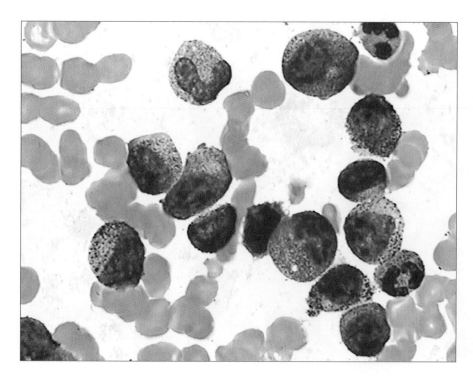

CML 急变期骨髓象
骨髓中原始粒细胞＋早幼粒细胞≥50%。

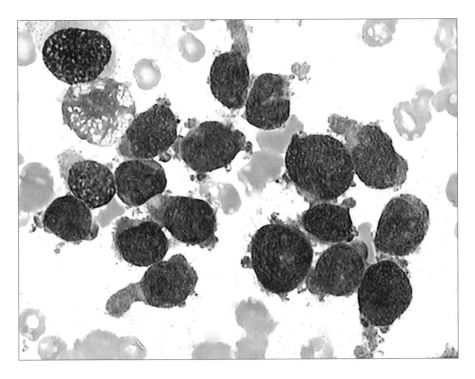

CML 急单变骨髓象
骨髓中以原幼单核细胞增生为主，胞体大，形态不规整，有伪足，胞质呈灰蓝色、不透明，核染色质疏松、呈网状，核仁大、明显。

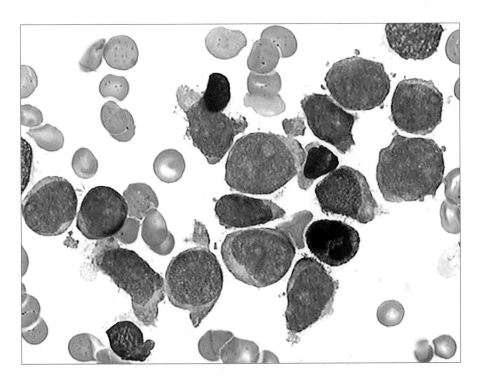

CML 急单变骨髓 POX 染色
原幼单核细胞 POX 染色呈阴性。

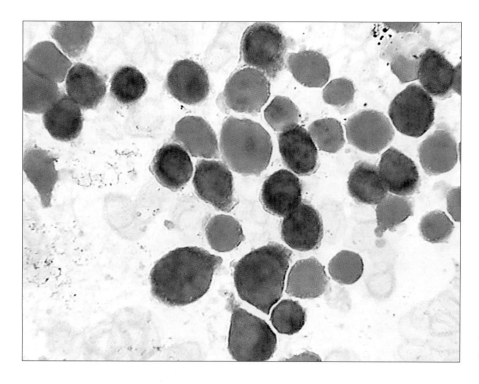

CML 急单变骨髓非
特异性酯酶染色
原幼单核细胞 α-NAE（++）～
（+++）。

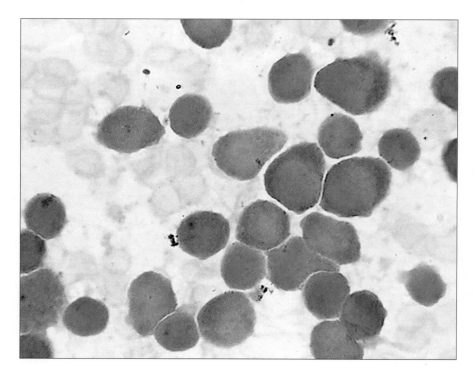

CML 急单变 NaF 抑制试验
非特异性酯酶阳性被 NaF
抑制。

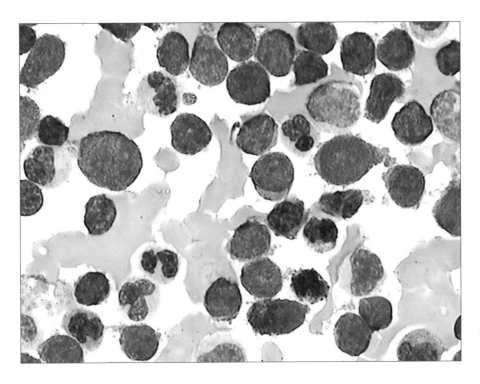

CML 急淋变骨髓象
骨髓中以原幼淋巴细胞增生为主,胞体大小不一,胞质量少,色偏碱,核染色质较粗、致密均匀,核仁隐约可见。

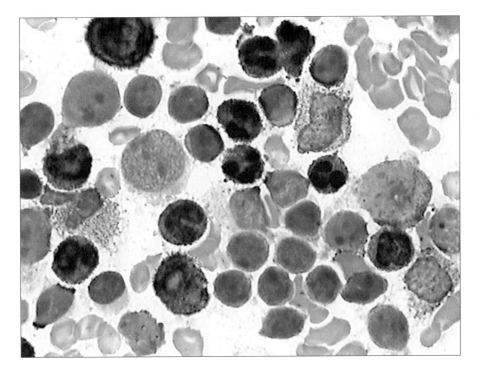

CML 急淋变骨髓 POX 染色
原幼淋巴细胞 POX 染色阴性。

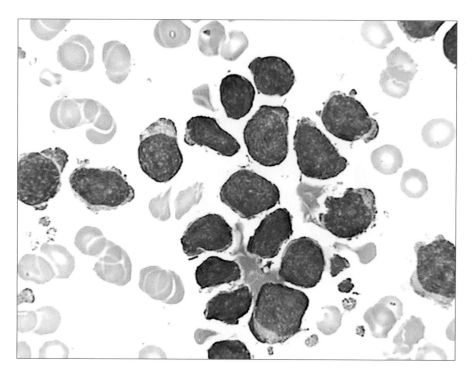

CML 急淋变骨髓象
原幼淋巴细胞形态较规整,
胞质量少、偏碱,核染色质
粗、致密,核仁不清楚。

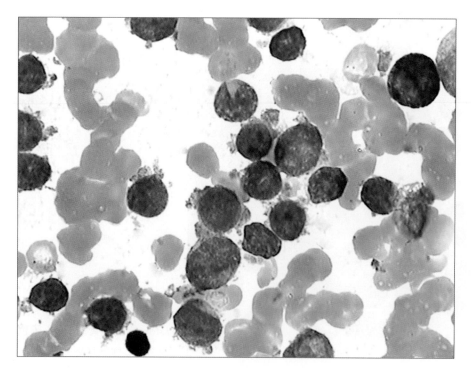

CML 转巨核细胞
白血病骨髓象
细胞大小不一,胞质量少、
呈蓝色,易见伪足,细胞核
多为圆形,少数可见不规则
形,核染色质致密,核仁不
清楚。

慢性粒细胞白血病伴多系病态造血

【病历摘要】

患者男性，50 岁，因"乏力 5 年半，加重伴面色苍白 1 个月"入院。血常规示白细胞 $11.27 \times 10^9/L$，血红蛋白 67g/L，平均红细胞体积 107.7fl，血小板 $1389 \times 10^9/L$，尿酸 537.7μmmol/L。行腹部 CT 示脾大。骨髓形态学示：骨髓增生活跃，粒系增生明显活跃占 74%，其中原始粒细胞占 1%，各阶段粒细胞比值呈成熟加速，双嗜细胞增多；红系增生活跃占 19%，伴成熟延迟，形态未见明显异常；全片见巨核细胞 356 个，易见单圆核、双圆核及多圆核巨核细胞。外周血可见幼红、幼粒细胞，易见嗜酸性粒细胞及嗜碱性粒细胞。成熟红细胞大小不一。血小板成大堆分布。骨髓细胞铁染色：外铁（++），内铁 54%，环形铁粒幼红细胞占 30%。骨髓涂片细胞学检查提示骨髓增生异常 / 骨髓增殖性肿瘤（MDS/MPN）。染色体核型分析结果：46，XY，t(9；22)(q34；q11)[6]。BCR/ABL 融合基因定量 PCR 检测结果：BCR/ABL（拷贝数）/ABL（拷贝数）= $1.99 \times 10^6 / 7.25 \times 10^6 = 27.45\%$。染色体荧光原位杂交（FISH）结果：BCR/ABL 融合基因阳性。

【病例分析】

骨髓增生异常 / 骨髓增殖性肿瘤（MDS/MPN）是一组克隆性造血组织肿瘤性疾患，患者在就诊时既有一些临床、实验室或形态学表现符合 MDS，又有另一些符合骨髓增殖性肿瘤的表现。其血液学特点是骨髓髓系有核细胞增多，其中一系或多系是有效增殖，而另一系或多系是无效增殖。MDS/MPN 诊断中 Ph 染色体（−），BCR/ABL 融合基因（−）。慢性粒细胞白血病（CML）属于骨髓增殖性肿瘤，源于造血干细胞克隆性异常，特征性的 Ph 染色体和 / 或具有 BCR/ABL 融合基因。上述患者 Ph 染色体（+），BCR/ABL 融合基因（+），故可确诊为慢性粒细胞白血病。但其巨核细胞系病态造血明显，且骨髓细胞铁染色环形铁粒幼红细胞占 30%，说明红、巨两系均存在病态造血，应诊为慢性粒细胞白血病加速期。

此例患者初发病为慢性粒细胞白血病加速期，形态学表现为 MDS/MPN，通过细胞遗传学和分子生物学等检查，发现 Ph 染色体阳性和 / 或 BCR/ABL 融合基因阳性，最终诊断为慢性粒细胞白血病加速期。

二、慢性中性粒细胞白血病（CNL）

1. 临床特点　发病年龄 50 岁以上，脾大，易侵犯皮肤。

2. 血象　WBC$\geqslant 25 \times 10^9/L$，成熟中性粒细胞百分比$\geqslant 80\%$。成熟粒细胞胞质内颗粒多、粗大，含有蓝色斑块，即杜勒小体，可见到幼稚粒细胞。血红蛋白正常或减低，血小板数正常。

3. 骨髓象　骨髓增生活跃或明显活跃。粒系增生活跃或明显活跃，成熟粒细胞比例偏多，红系增生活跃或减低，巨系增生正常，形态无异常改变。

4. 细胞化学染色　中性粒细胞碱性磷酸酶积分明显增高，大于 300 分。

5. 细胞遗传学　无特异性染色体核型异常。

6. 分子生物学　有 CSF3R T618I 或其他激活的 CSF3R 突变。

7. 部分 CNL 患者可转化为急性白血病。

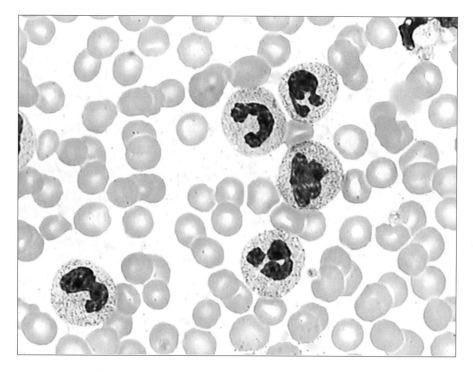

CNL 血象
以成熟中性粒细胞为主，胞质颗粒多粗大，可见蓝斑。

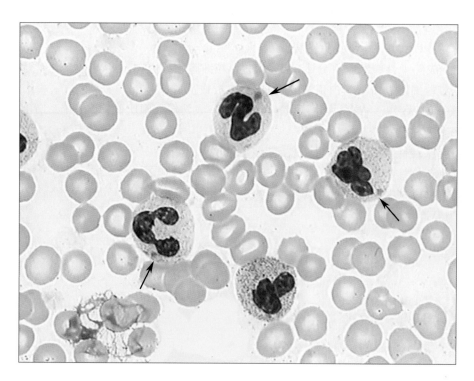

CNL 血象
成熟中性粒细胞胞质中易见蓝斑。

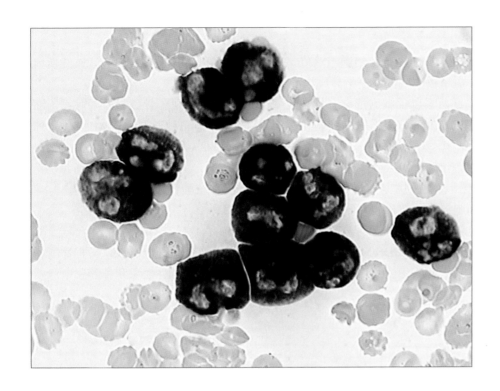

NAP 染色
NAP（++++）。

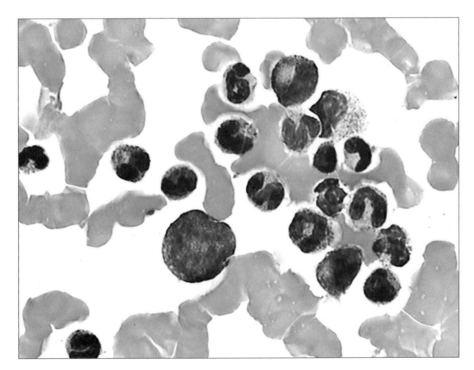

CNL 骨髓象
以粒细胞系统增生为主，成
熟粒细胞偏多。

三、慢性粒单核细胞白血病（CMML）

1. 临床特点　脾大，以老年人多见。

2. 血象　白细胞数升高、正常或减低，单核细胞绝对值＞1.0×10^9/L，可见幼红、幼粒细胞。血红蛋白减低，常表现为大细胞性贫血，血小板数减低或正常。

3. 骨髓象　骨髓中有一系或两系以上细胞形态有异常改变，似 MDS 的表现。骨髓和外周血原始细胞（原始粒细胞或原幼单核细胞）＜20%。根据原始细胞比例将 CMML 分为三种亚型：CMML-0 型，外周血原始细胞＜2%，骨髓原始细胞＜5%；CMML-1 型，外周血原始细胞 2%～4%，骨髓原始细胞占 5%～9%；CMML-2 型，外周血原始细胞 5%～19%，骨髓原始细胞占 10%～19%。

4. 除上述表现外，外周血嗜酸性粒细胞＞1.5×10^9/L，则诊为 CMML 伴嗜酸性粒细胞增多。

5. 细胞化学染色　骨髓细胞铁染色部分病人环形铁粒幼红细胞增多。

6. 细胞遗传学　可有染色体核型异常。

7. 骨髓增生异常 / 骨髓增殖性肿瘤（MDS/MPN）实验室或细胞形态学检查既符合 MDS，又有骨髓增殖性肿瘤特征，如 PLT≥450×10^9/L，或 WBC≥13×10^9/L，有一系以上明显病态造血，血象和骨髓象中原始细胞＜20%。

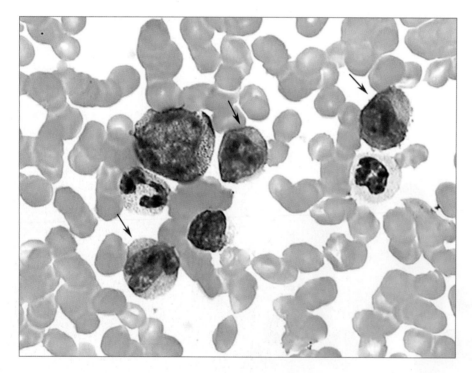

CMML 血象
单核细胞增多，可见早幼粒细胞。

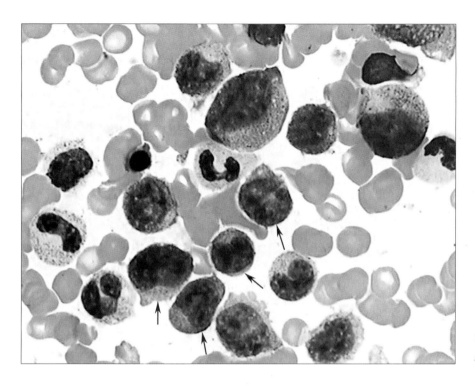

CMML 骨髓象
以粒细胞系统增生为主,单核细胞易见。

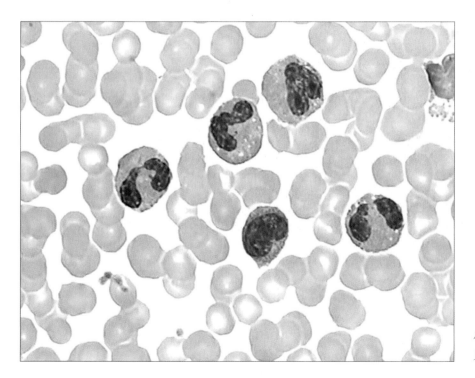

CMML 伴嗜酸性粒细胞增多血象
成熟嗜酸性粒细胞多见,可见单核细胞。

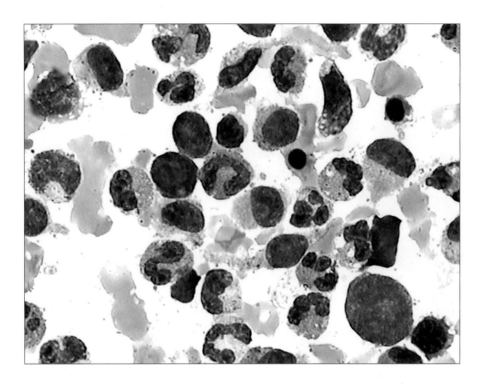

CMML 伴嗜酸性粒细胞
增多骨髓象
骨髓中嗜酸性粒细胞多见。

四、慢性淋巴细胞白血病（CLL）

1. 临床特点 淋巴结肿大，多发于中老年人。

2. 血象 WBC > 10.0×10^9/L，淋巴细胞比例 > 50%，淋巴细胞绝对值 > 5.0×10^9/L，以成熟小淋巴细胞为主，可见大淋巴细胞或幼淋巴细胞。可有血红蛋白、血小板减低。

3. 骨髓象 骨髓增生活跃或明显活跃，淋巴细胞比例占 40% 以上，以成熟淋巴细胞为主，可见少量大淋巴细胞或幼淋巴细胞。

4. CLL 后期患者，白细胞数明显增多，血红蛋白、血小板减低。骨髓中幼淋巴细胞增多，即 CLL 伴幼淋巴细胞增多型。

5. 细胞化学染色 中性粒细胞碱性磷酸酶积分增高。

6. 免疫分型 CD5、CD19、CD20、CD23、Kappa 和 Lambda 阳性。

7. 细胞遗传学 大约 1/3～1/2 的 CLL 患者有克隆性染色体核型异常。采用 FISH 方法，异常检出率可提高至 80%。

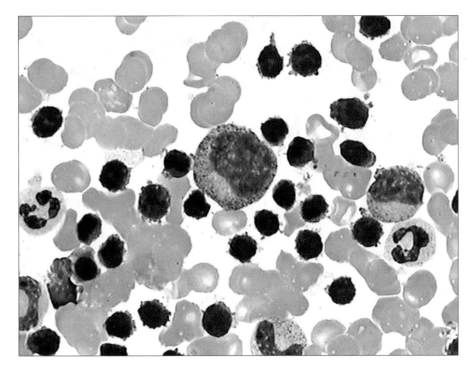

CLL 骨髓象

以成熟小淋巴细胞增生为主，边缘不规整，有毛絮状或伪足状突起，细胞核染色呈深紫红色。

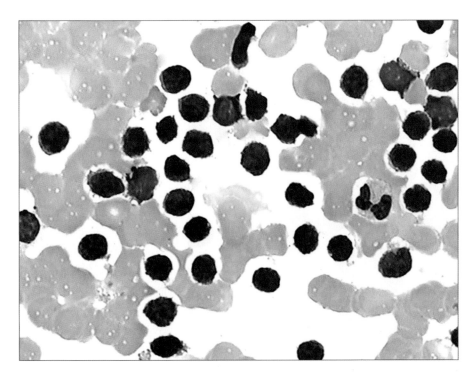

CLL 血象

以成熟淋巴细胞为主，体积小，胞质量极少，细胞核染色呈深紫红色。

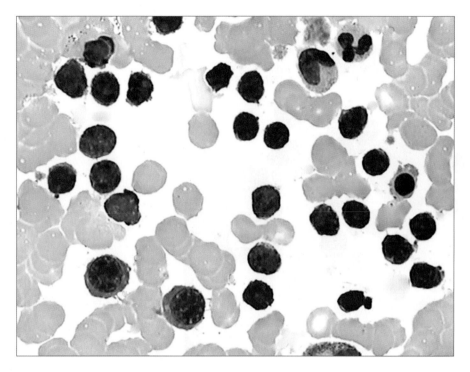

CLL 骨髓象

以大量成熟淋巴细胞增生为主，边缘较规整，胞质量极少，核染色质固缩，染色呈深紫红色。

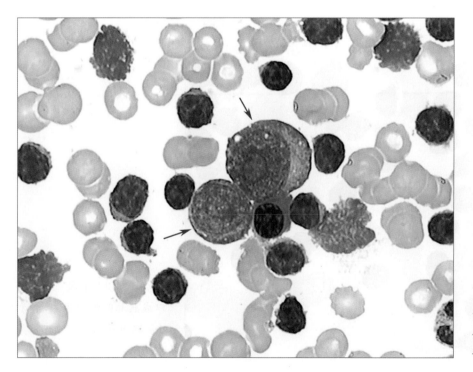

CLL 伴幼淋巴细胞增多型骨髓象

骨髓中以成熟淋巴细胞为主，可见幼淋巴细胞，该细胞体积大，胞质量多、偏碱，核仁大、明显。

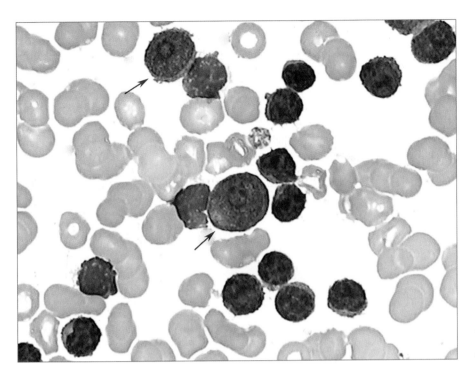

**CLL 伴幼淋巴细胞
增多型骨髓象**
幼淋巴细胞胞体大，胞质偏碱，核仁明显。

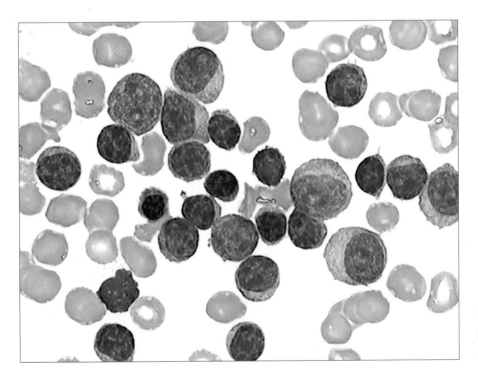

**CLL 伴幼淋巴细胞
增多型骨髓象**
幼淋巴细胞易见，核偏碱，胞质量多、呈蓝色，核染色质着色不均，核仁可见。

五、幼淋巴细胞白血病(PLL)

1. 临床特点　脾大,发病年龄在50岁以上。

2. 血象　白细胞数升高或正常,血红蛋白正常或减低,血小板数正常或减低。白细胞分类见到数量不一的幼淋巴细胞。幼淋巴细胞形态特点:胞体大,多为圆形或类圆形;胞质较丰富,呈深蓝色或蓝色;细胞核偏位,呈圆形或类圆形;核染色质粗,着色不均匀,呈块状,核仁大而明显。

3. 骨髓象　骨髓增生活跃或明显活跃,以幼淋巴细胞增生为主。

4. 细胞化学染色　酸性磷酸酶染色阳性,被L-酒石酸抑制。

5. 免疫分型　以B-PLL为主,T-PLL型少见。

6. 细胞遗传学　20%典型的B-PLL有t(11;14)(q13;q32),80%的T-PLL可出现inv(14)(q11q32)。

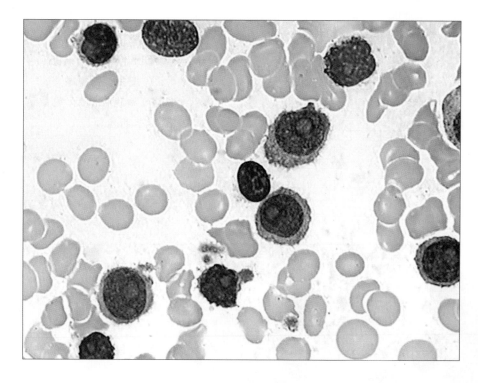

PLL 骨髓象

以幼淋巴细胞增生为主,胞质量多、偏碱,核偏位,核染色质粗,着色不均,核仁大、明显。

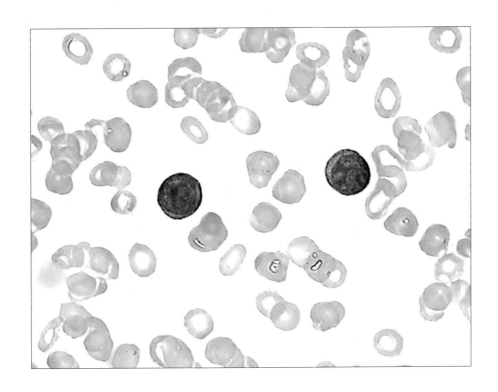

PLL 血象

可见幼淋巴细胞。

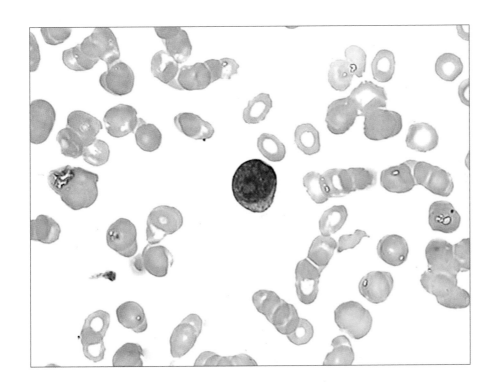

PLL 血象

可见幼淋巴细胞。

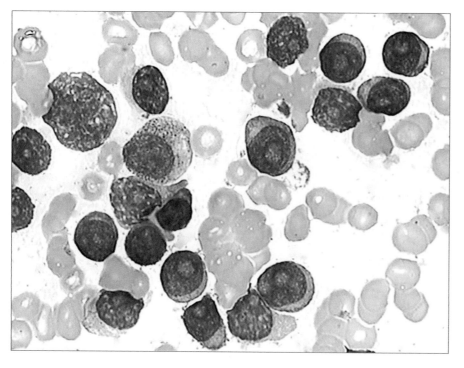

PLL 骨髓象

以幼淋巴细胞增生为主,胞质量多,色偏碱,核偏位,多呈圆形或类圆形,核染色质粗,着色不均,核仁大而明显。

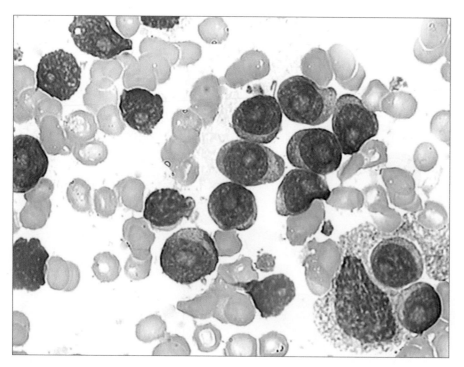

PLL 骨髓象

幼淋巴细胞胞体大,形态规整,胞质量多、偏碱,核偏位,核染色质着色不均,核仁大、明显。

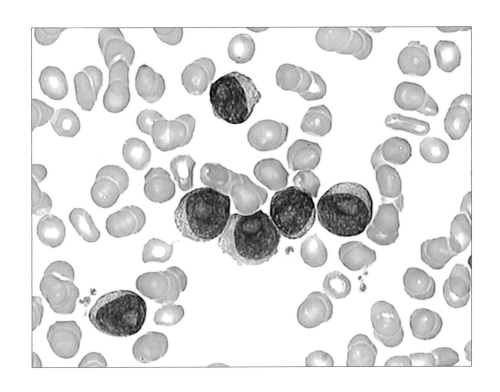

PLL血象

幼淋巴细胞多见。

六、多毛细胞白血病（HCL）

1. 临床特点　脾大，发病年龄以中老年人为主。

2. 血象　白细胞数升高、正常或减低，血红蛋白减低，血小板数正常或减低。白细胞分类：可见多毛细胞。多毛细胞形态特点：胞体大小不一，细胞边缘不整，呈毛絮状、伪足突起或呈锯齿状；胞质较丰富，灰蓝色呈云雾状；细胞核多为圆形或类圆形，核染色质疏松均匀或较粗、致密；核仁可见或不见。

3. 骨髓象　有"干抽"现象，骨髓中见到较多的多毛细胞。

4. 细胞化学染色　中性粒细胞碱性磷酸酶积分升高。酸性磷酸酶呈强阳性，且不被 L- 酒石酸抑制。

5. 免疫分型　B 细胞型 CD11c，CD25，CD103 阳性；CD5，CD10 阴性。

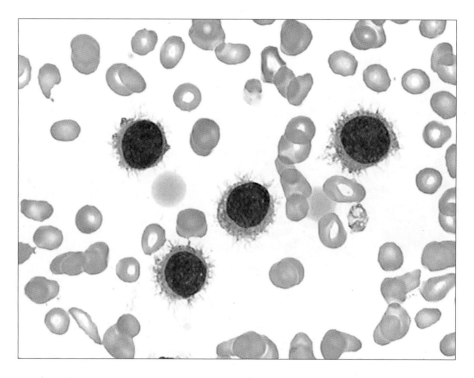

HCL 血象

多毛细胞胞体较大,胞质量较多,呈浅灰蓝色,细胞边缘呈毛絮状突起,核染色质粗、疏松,核仁不见。

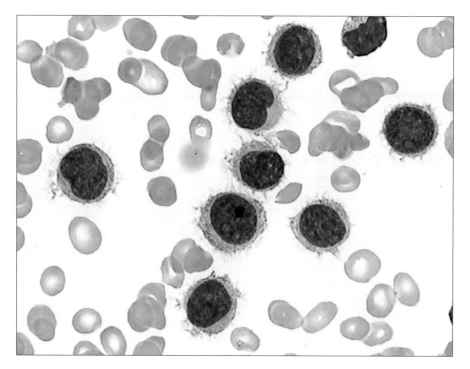

HCL 骨髓象

多毛细胞核呈圆形或不规则形,胞质量偏多,呈云雾状,边缘呈毛絮状突起。

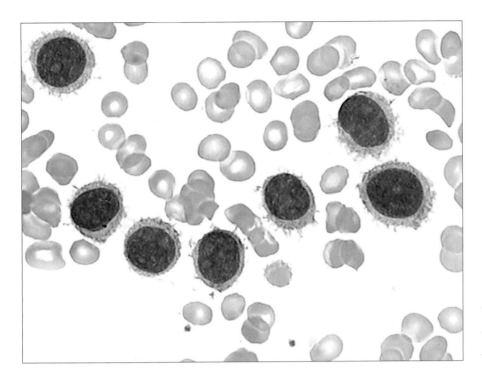

HCL 骨髓象

多毛细胞胞体大，边缘呈毛絮状突起，核呈圆形或类圆形，核染色质疏松均匀，核仁可见。

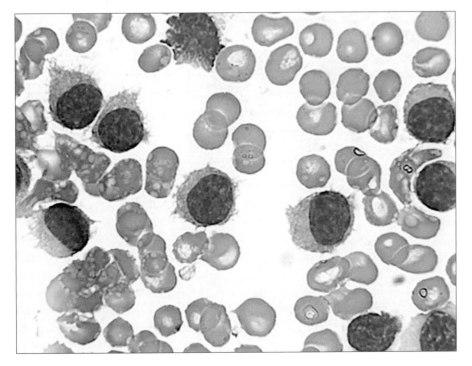

HCL 血象

多毛细胞胞体大，边缘呈毛絮状或伪足突起，胞质较丰富，呈灰蓝色、云雾状，核染色质疏松，可见核仁。

七、大颗粒淋巴细胞白血病(LGL)

1. 大颗粒淋巴细胞白血病(LGL)分为 T 细胞型(T-LGL)和 NK 细胞型(NK-LGL)。

(1) T 细胞型临床特点：反复感染、发热、脾脏轻度肿大，部分患者有类风湿关节炎症状。可合并纯红细胞再生障碍性贫血。

(2) NK 细胞型临床特点：发热、感染、肝脾肿大，淋巴结及胃肠道易受累。

2. 血象　白细胞数增高或正常，淋巴细胞比例常＞70%，其中大颗粒淋巴细胞占 50% 以上，大颗粒淋巴细胞可见成堆分布。大颗粒淋巴细胞特点：胞体较正常淋巴细胞大，胞质量多，呈浅蓝色，含有数量不等大小不一的嗜天青颗粒；细胞核呈圆形或类圆形，核染色质着色不均呈块状，核仁不见。

3. 骨髓象　骨髓增生活跃，淋巴细胞增多常＞30%，以大颗粒淋巴细胞为主，散在或成堆分布。

4. 细胞化学染色　酸性磷酸酶(ACP)染色强阳性，非特异性酯酶(ANAE)染色弱阳性或阴性。

5. 免疫分型

(1) T-LGL：CD3＋，CD8＋，CD57＋，TCRαβ 阳性；CD4－，CD56－。

(2) NK-LGL：CD2＋，CD10＋，CD56＋；CD3－，CD57－，CD4－。

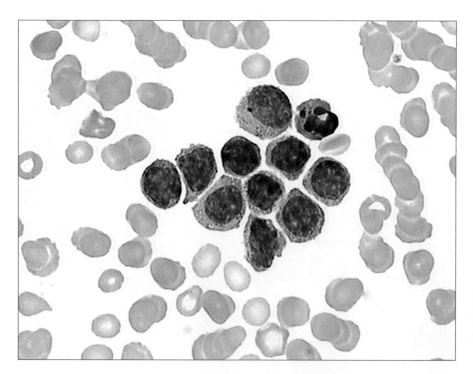

LGL 血象

大颗粒淋巴细胞成堆分布，胞体大，形态不规整，胞质量多、呈蓝色，胞质内含有数量不等嗜天青颗粒，核染色质着色不均，核仁不见。

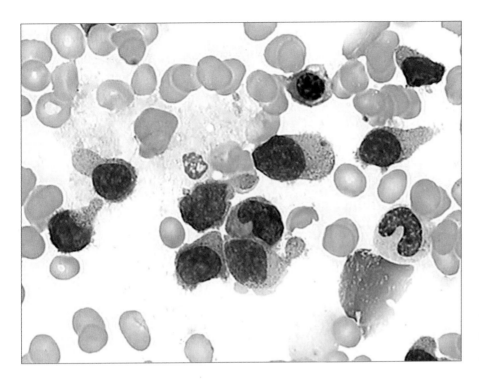

LGL 骨髓象

大颗粒淋巴细胞形态不规整，胞质内含有数量较多、大小不一的嗜天青颗粒。

大颗粒淋巴细胞白血病一例

【病历摘要】

患者男性，74岁，因"乏力伴水肿2个月余，发现三系减少5天"为主诉入院。查体肝肋下未及，脾脐下10cm，双下肢中度凹陷性水肿。查血常规示白细胞 $9.3×10^9/L$，红细胞 $2.98×10^{12}/L$，血红蛋白89g/L，血小板 $52×10^9/L$。行上腹CT检测示：巨脾，腹水。骨髓形态学示：骨髓增生活跃，粒：红 =0.74：1，粒系增生低下占17.5%，各阶段粒细胞比值及形态大致正常；红系增生活跃占23.5%，以中、晚幼红细胞为主，形态未见异常；淋巴细胞系占59%，其中颗粒型淋巴细胞占37%，该细胞体积偏大，形态不规整，胞质量多，呈浅蓝色，含有较多嗜天青颗粒，核染色质较粗、致密，核仁不清楚，POX阴性。外周血淋巴细胞占98%，以大颗粒淋巴细胞为主，占92%，该细胞可见成堆分布。成熟红细胞形态大致正常。血小板少见。染色体核型分析：46，XY[3]。免疫分型检查：CD3（+），CD7（+），HLA-DR（+），CD117（-），CD13（-），CD56（-），CD33（-），CD34（-），CD22（-），CD19（-），CD14（-），CD10（-），CD41a（-），CD20（-）。临床诊断：大颗粒淋巴细胞白血病。

【病例分析】

大颗粒淋巴细胞白血病是以胞质中含有嗜苯胺蓝颗粒的淋巴细胞克隆性增殖为特征的疾病，属于成熟T/NK细胞淋巴瘤，由Loughran等于1985年首次报道，包括T-LGL与NK-LGL两种类型。2001年WHO淋巴造血组织肿瘤分类中将LGL正式分为T-LGL和侵袭性NK细胞白血病两种类型。临床表现：T-LGL型为反复感染，脾脏轻度肿大，全身B症状（发热、盗汗、体重减轻），部分患者症状类似类风湿关节炎；NK-LGL为B症状明显，肝、脾肿大，淋巴结及胃肠道易受累。大颗粒淋巴细胞白血病T-LGL中免疫分型常见表达CD3、CD8、CD16、CD57、HLA-DR、TCRαβ阳性；NK-LGL表达CD2、CD10、CD56。

本患者骨髓细胞涂片检查及免疫分型检查均符合大颗粒淋巴细胞白血病的诊断标准。免疫分型CD3（+），CD56（-），为T-LGL型。

八、嗜酸粒细胞白血病（EL）

1. 嗜酸粒细胞白血病罕见，一般分为急性嗜酸粒细胞白血病和慢性嗜酸粒细胞白血病两种。

2. 急性嗜酸粒细胞白血病血象和骨髓象中以早期幼稚嗜酸性粒细胞为主，嗜酸性粒细胞胞质颗粒粗大，分布不均，有的颗粒呈灰褐色，胞质中可见空泡等。

3. 慢性嗜酸粒细胞白血病血象中原始粒细胞 >2%，嗜酸性粒细胞增多，>$1.5×10^9$/L，可见幼稚嗜酸性粒细胞；骨髓象中原始粒细胞 >5%，嗜酸性粒细胞≥30%。

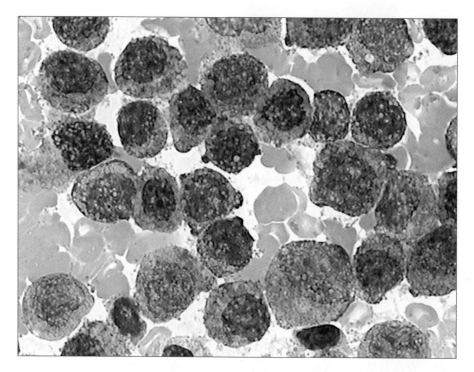

嗜酸粒细胞白血病骨髓象
以嗜酸性早幼粒细胞为主，胞体大，胞质呈蓝色，胞质内含有粗大橘红色颗粒，有的呈灰褐色，胞质内可见空泡。

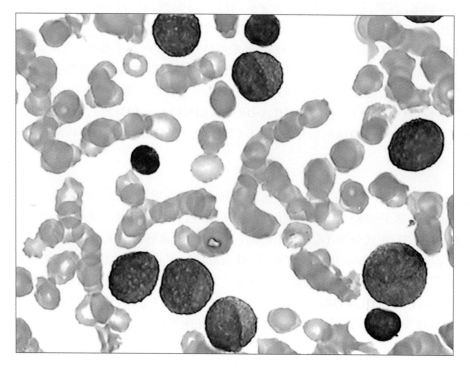

嗜酸粒细胞白血病血象
嗜酸性早幼粒细胞多见，可见原粒细胞。

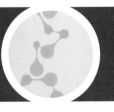

第五部分　巨核细胞系统疾病

一、免疫性血小板减少症（ITP）

1. ITP 是免疫性血小板破坏过多所致的出血性疾病。

2. 血象　血小板数减少，白细胞数正常或减低，血红蛋白正常或减低。血涂片可见体积偏大的血小板。

3. 骨髓象　骨髓增生活跃或明显活跃，粒、红两系增生正常，当伴有缺铁性贫血时，红系呈缺铁表现。巨核细胞通常增多，颗粒型巨核细胞明显增多，伴有成熟障碍。少数患者巨核细胞减少。

4. 继发性血小板减少症是有确切病因或是在某些疾病的基础上发生的血小板减少。表现为血小板生成减少，血小板破坏或消耗过多，血小板分布异常。

（1）血小板生成减少　超大剂量或长期电离辐射，苯、铅和有机磷中毒，抗肿瘤化疗药物，抗生素如氯霉素、磺胺类药物，染发剂等。

（2）血小板破坏或消耗过多　如 SLE、Evans 综合征、淋巴瘤、弥漫性血管内凝血（DIC）、血栓性血小板减少性紫癜（TTP）等。

（3）血小板分布异常　脾功能亢进，骨髓纤维化等。

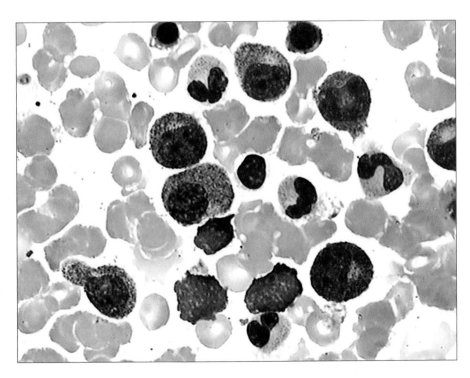

ITP 骨髓象
粒、红两系细胞形态大致正常。

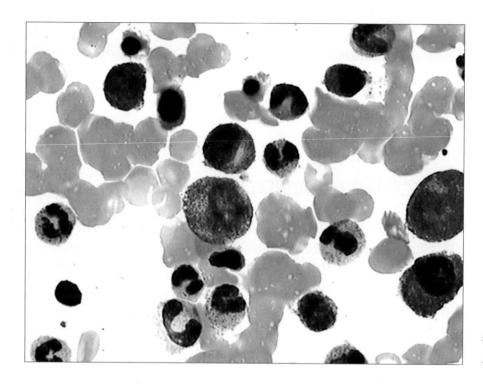

ITP 骨髓象
粒、红两系细胞形态大致
正常。

二、原发性血小板增多症(ET)

1. 临床特点 发病于不同年龄,尤以中老年人为主,可有轻至中度脾大。

2. 血象 PLT > 450×10^9/L,白细胞数正常或升高,一般 < 30×10^9/L,血红蛋白常正常。血涂片中血小板呈大堆分布,可见幼稚粒细胞或不见,部分患者易见嗜碱性粒细胞。

3. 骨髓象 骨髓增生活跃或明显活跃,粒、红两系增生正常,巨系可见体积偏大的巨核细胞或巨核细胞分叶过多。

4. 细胞化学染色 中性粒细胞碱性磷酸酶染色积分增高。

5. 细胞遗传学 无特异性染色体核型异常。

6. 分子生物学 50%~60% 患者可有 JAK2-V617F 基因阳性,表达 CALR 基因的可有 15%~35%,MPL 基因的表达率约为 4%。

7. 继发性血小板增多见于 IDA,肿瘤,感染,炎症(如类风湿关节炎),脾切除,其他骨髓增殖性肿瘤等。

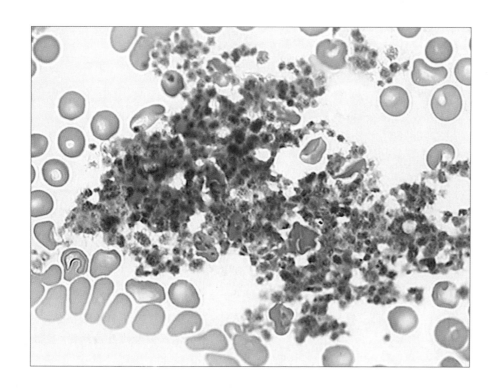

ET 血象

血小板呈大堆分布。

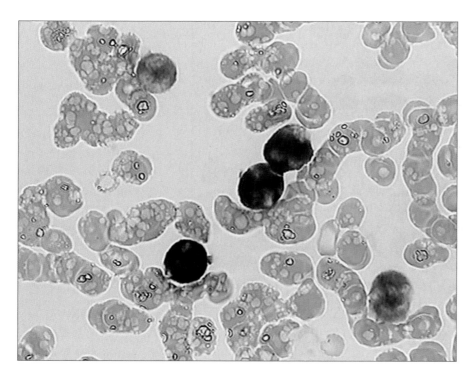

NAP 染色

NAP 强阳性(+++)～(++++)。

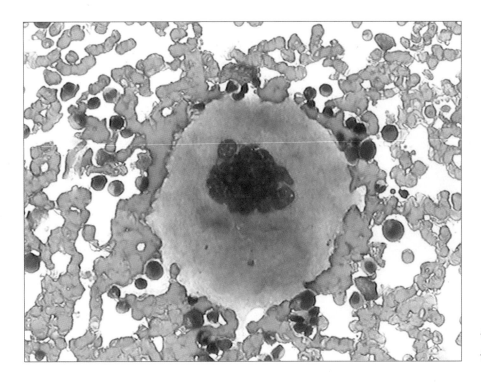

ET 骨髓象
体积偏大的巨核细胞（显微
镜 40×10）。

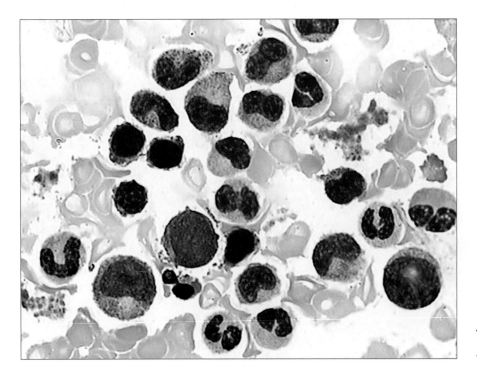

ET 骨髓象
骨髓内粒、红两系细胞增生
正常，血小板成堆易见。

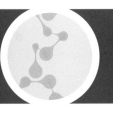

第六部分　骨髓增生异常综合征

1. 骨髓增生异常综合征(MDS)是造血细胞形态发生异常改变的克隆性造血干细胞疾病,其特征为血细胞减少,髓系细胞一系或多系发育异常、无效造血,可演变为急性白血病。

(1)粒系表现:中、晚幼粒以下阶段呈核质发育不平衡表现,胞质颗粒稀少,可见异常中幼粒细胞、双核粒细胞、环形杆状核粒细胞、多核粒细胞、核形异常粒细胞、多分叶核粒细胞、假性 Pelger-Huët 畸形等。

(2)红系表现:幼红细胞呈巨幼样变,多核红细胞,核碎裂,核出芽,花瓣样红细胞,核形异常红细胞,胞质含有空泡,巨大红细胞及蓝染细胞,成熟红细胞大小不一等。

(3)巨系表现:原始小巨核细胞,颗粒型小巨核细胞,微核巨核细胞,分叶过多的巨核细胞,单圆核巨核细胞,双圆核巨核细胞,多圆核巨核细胞,血小板体积大,巨大血小板,畸形血小板等。

2. 2016 年 WHO 分型,根据细胞形态学 MDS 分为七个亚型:

(1)MDS-SLD 型:外周血一系或两系减少,骨髓中红系形态异常,外周血原始细胞<1%,骨髓原始细胞<5%。

(2)MDS-RS-SLD 型:外周血和骨髓具有 MDS-SLD 的特征,同时环形铁粒幼红细胞≥15%。

(3)MDS-MLD 型:外周血一系或以上减少,骨髓中两系或两系以上细胞形态有异常改变,外周血原始细胞<1%,骨髓原始细胞<5%。

(4)MDS-RS-MLD 型:外周血和骨髓具有 MDS-MLD 的特征,同时伴有环形铁粒幼红细胞≥15%。

(5)MDS-EB-Ⅰ型:外周血和骨髓具有 MDS-MLD 的特征,同时外周血原始细胞 2%～4%,骨髓原始细胞占 5%～9%。

(6)MDS-EB-Ⅱ型:外周血和骨髓具有 MDS-MLD 的特征,外周血原始细胞占 5%～19%,骨髓原始细胞占 10%～19%。

原始细胞指原始粒细胞或原幼单核细胞。

(7)不能分型的 MDS:外周血血细胞减少,骨髓中粒系或巨系一系形态异常。

一、粒细胞系统异常表现

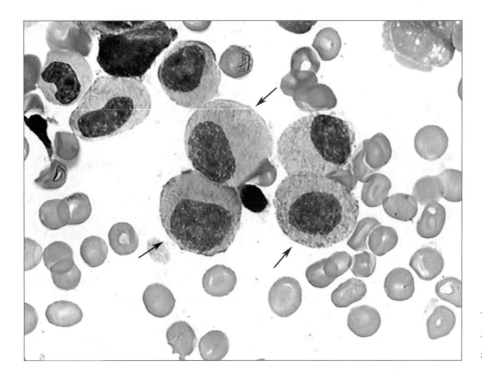

MDS 骨髓象

异常中幼粒细胞胞体大,胞质丰富,呈粉红色或偏碱,颗粒稀少,核偏位,核仁可见。

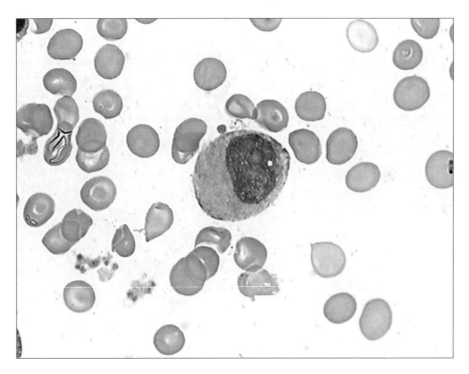

异常中幼粒细胞

胞体大,胞质丰富,呈灰蓝色,核偏位,呈椭圆形,核仁可见。

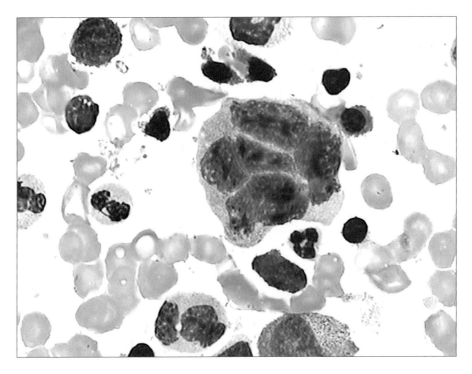

多核粒细胞

胞体巨大，外形不规整，胞质呈粉红色，核形不规则，有多个细胞核。

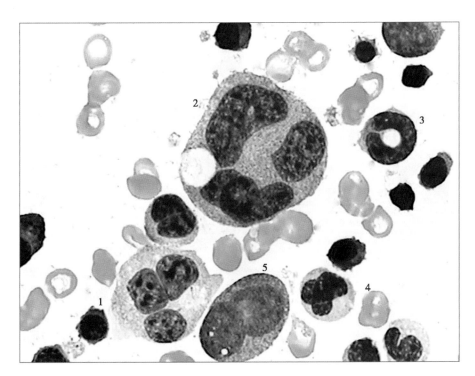

MDS 骨髓象

1. 多核粒细胞。2. 多核粒细胞胞体巨大，胞质内含有巨大的空泡。3. 环形杆状核粒细胞胞质内含有空泡。4. 双核杆状粒细胞。5. 双核早幼粒细胞。

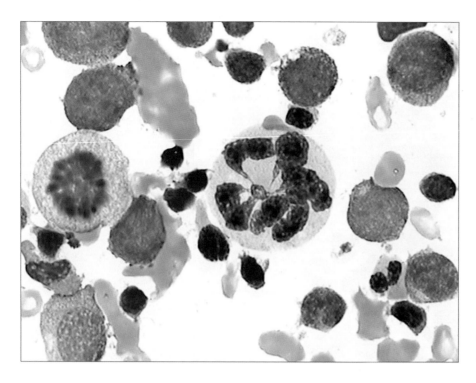

多分叶核粒细胞
胞体巨大，外形较规整，胞质呈粉红色，胞核分为多个叶。

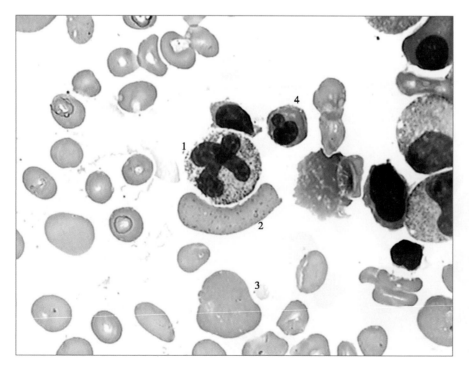

MDS 骨髓象
1. 双核杆状核粒细胞，核形呈 X 形，胞质颗粒粗大。
2. 腊肠样嗜碱性点彩成熟红细胞。3. 巨蓝染红细胞。
4. 核出芽。

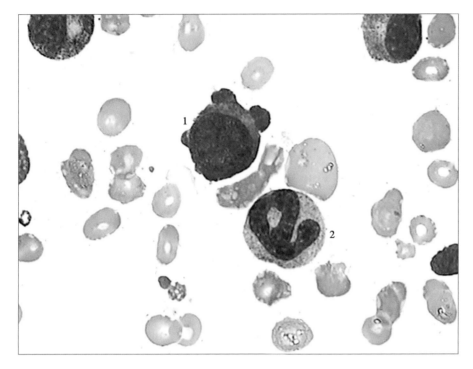

MDS 骨髓象

1. 巨原始红细胞,胞体大,边缘有伪足突起,胞质呈深蓝色,核染色质粗、均匀,核仁可见。2. 核形异常杆状核粒细胞。

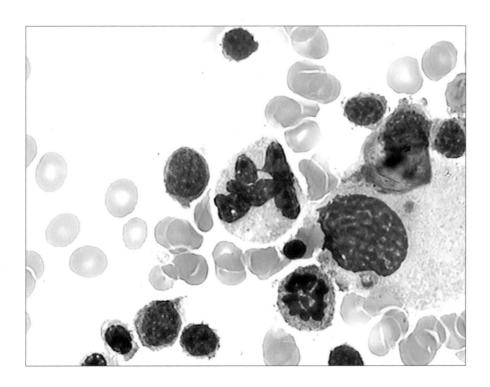

MDS 骨髓象

核形异常分叶核粒细胞。

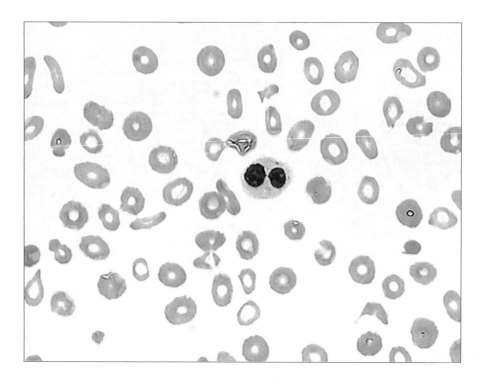

MDS 血象
眼镜核假性 Pelger-Huët 畸形。

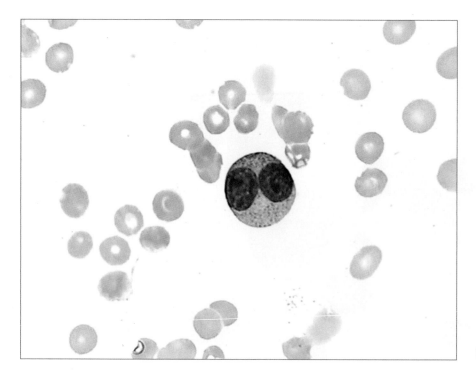

MDS 血象
眼镜核假性 Pelger-Huët 畸形。

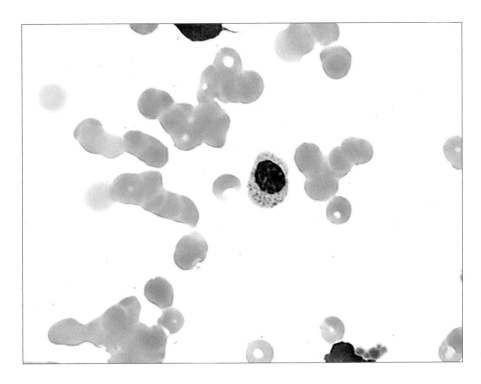

MDS 血象
不分叶核假性 Pelger-Huët
畸形。

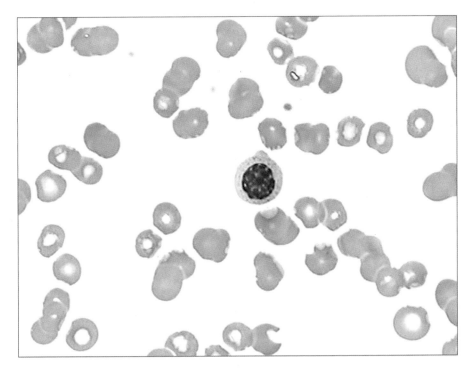

MDS 血象
不分叶核假性 Pelger-Huët
畸形。

二、红细胞系统异常表现

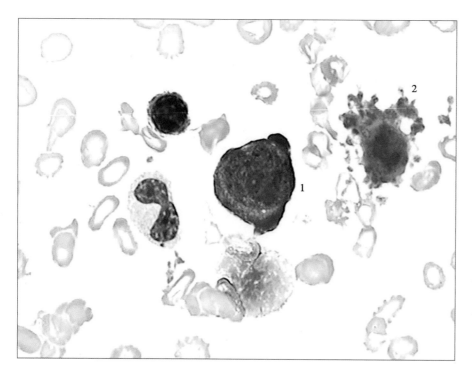

MDS 骨髓象

1. 巨原红细胞 胞体大，边缘有伪足突起，胞质呈深蓝色，核染色质粗，核仁隐约可见。2. 巨血小板。

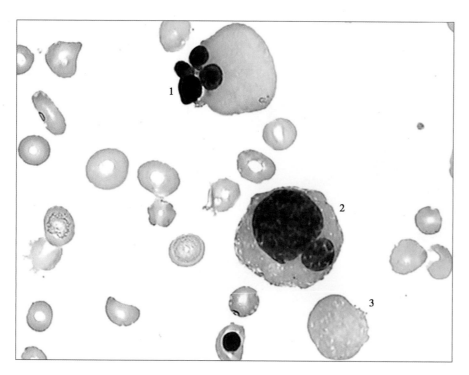

MDS 骨髓象

1. 核碎裂，胞体巨大，胞核明显偏位，胞质丰富，呈灰红色。2. 核出芽，胞体巨大，胞质呈灰红色，细胞核分裂出小核。3. 巨蓝染红细胞。

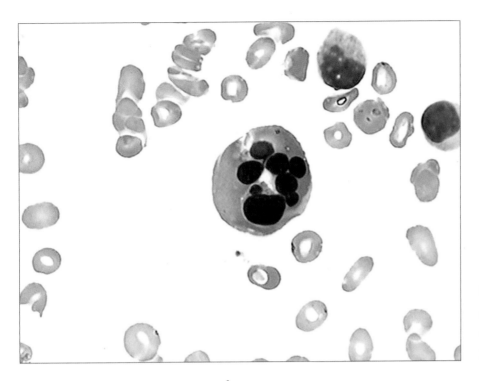

多核晚幼红细胞
胞体巨大,外形较规整,胞质呈灰红色,胞体内可见多个大小不一的深紫红色细胞核。

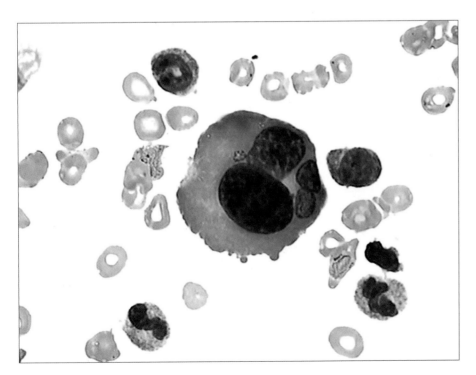

多核红细胞
胞体巨大,胞质丰富,呈灰蓝色,胞核大小不一。

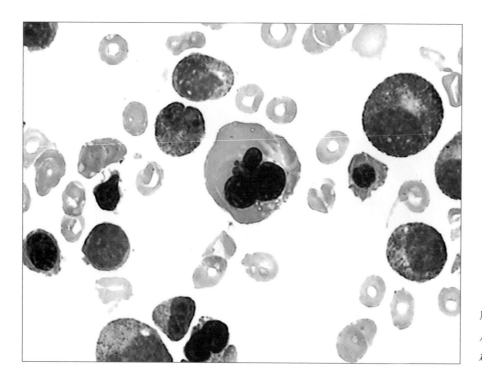

核碎裂
胞体大，外形较不规整，胞质量多，呈灰红色，细胞核碎裂。

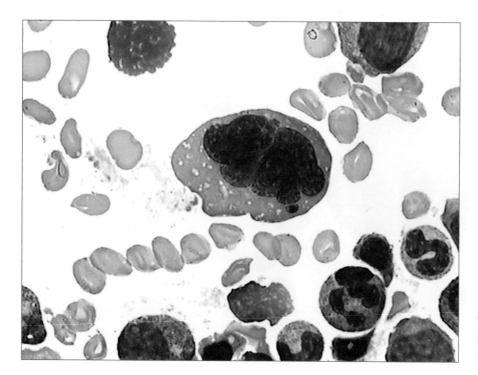

核碎裂
胞体巨大，外形不规整，胞质呈灰红色，内含有多个空泡，细胞核碎裂。

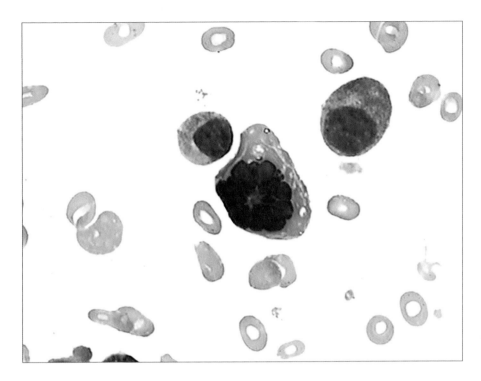

花瓣样红细胞
细胞外形不规整，胞质呈灰红色，可见空泡，细胞核碎裂呈花瓣样。

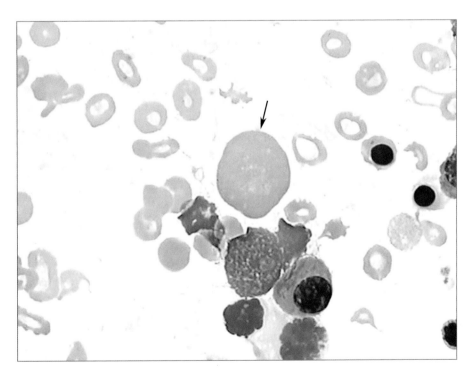

MDS 骨髓象
巨大蓝染红细胞，成熟红细胞中畸形细胞易见。

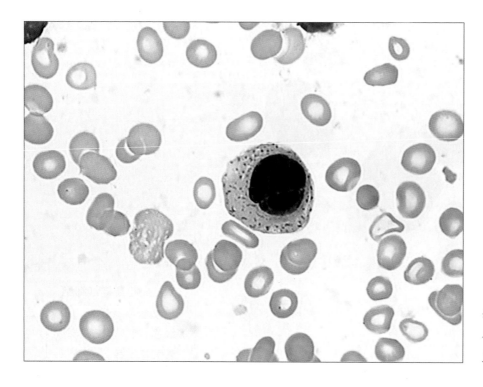

嗜碱性点彩红细胞
幼红细胞呈巨幼样变,胞质丰富,呈灰红色,含有较多蓝黑色颗粒,细胞核碎裂。

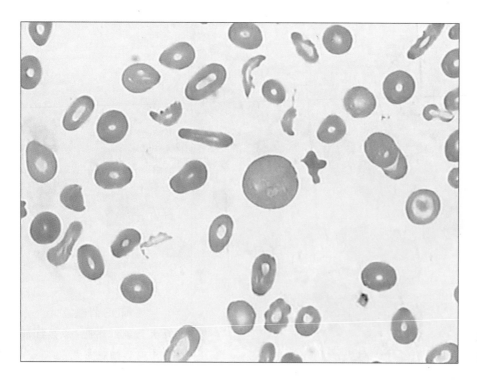

MDS 血象
成熟细胞大小不一,畸形红细胞易见,可见巨大红细胞。

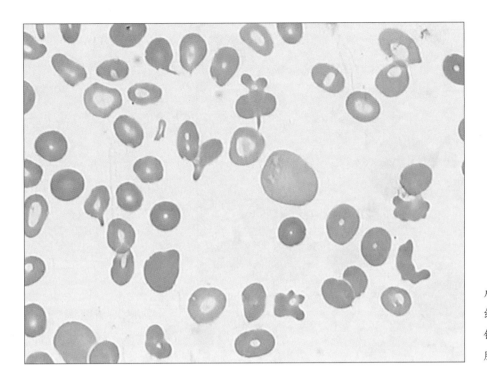

MDS 血象

成熟细胞大小不一,畸形红细胞易见,如泪滴样红细胞、锯齿状红细胞、椭圆形红细胞等,可见巨大红细胞。

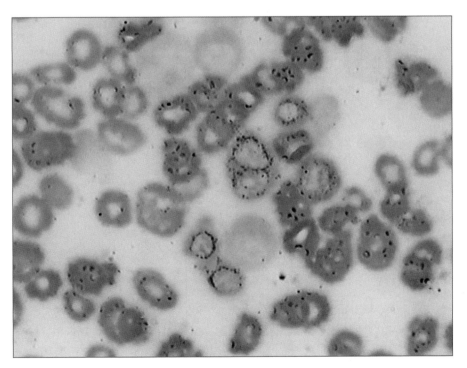

MDS 骨髓细胞铁染色

环形铁粒幼红细胞是指中晚幼红细胞胞质内含铁颗粒 6 个以上,靠近核周 1/3 胞质内,且围绕核周 1/2 以上者。

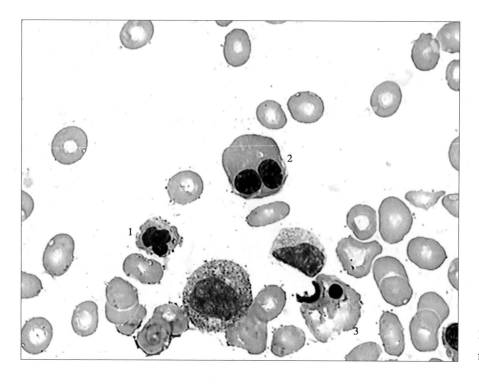

MDS 骨髓象

1. 核碎裂。2. 双核晚幼红
细胞。3. 微核红细胞。

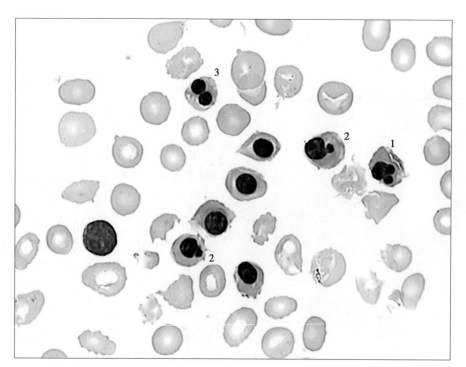

MDS 血象

1. 核碎裂。2. 核出芽。3. 核
分裂象。

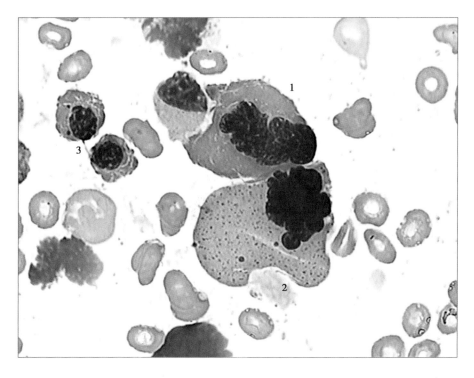

MDS 骨髓象

1. 核碎裂，胞体巨大，外形不规整，胞质丰富，呈灰蓝色。2. 嗜碱性点彩细胞，胞体巨大，胞质丰富，胞质内含有较多蓝黑色颗粒，核碎裂呈花瓣样。3. 核间桥。

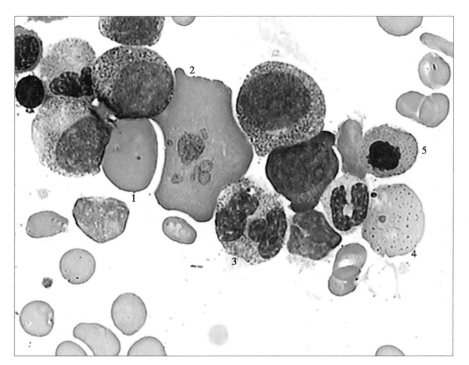

MDS 骨髓象

1. 巨大的红细胞。2. 红细胞核碎裂。3. 双核粒细胞胞质颗粒粗大，可见空泡。4. 嗜碱性点彩红细胞。5. 嗜碱性点彩幼红细胞。

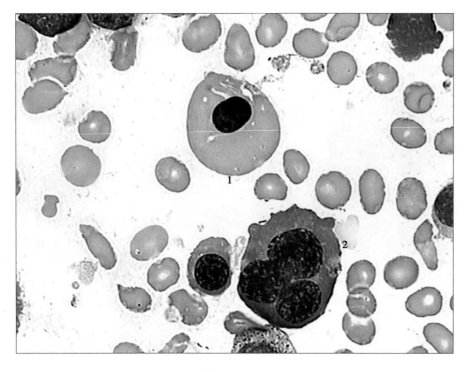

MDS 骨髓象

1. 巨晚幼红细胞, 胞体巨大, 胞质丰富, 呈粉红色, 核呈深紫红色。2. 多核中幼红细胞, 胞体巨大, 外形较不规整, 胞质呈灰蓝色, 核染色质皱缩, 出现副染色质。

三、巨核细胞系统异常表现

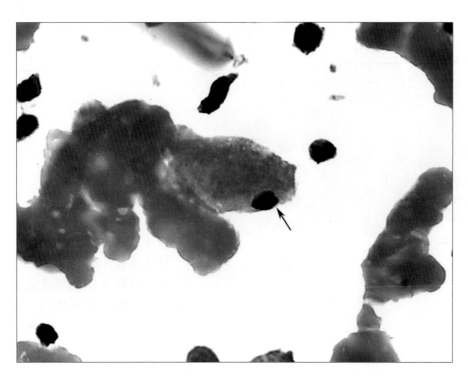

微核巨核细胞

胞核极小, 颗粒型巨核细胞 (显微镜 100×10)。

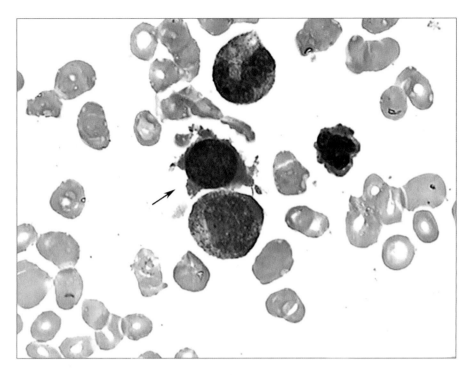

微小巨核细胞
（原始小巨核细胞）
体积小，有伪足，胞质少，呈不透明蓝色，核染色质较粗，致密，核仁不甚清楚。

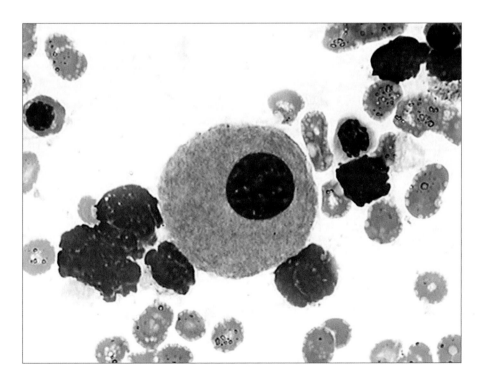

单圆核巨核细胞
颗粒型单圆核巨核细胞。

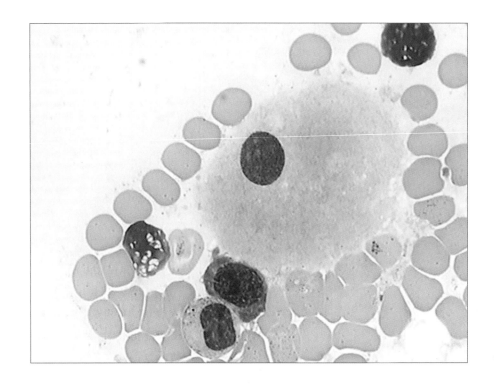

单圆核巨核细胞
颗粒型单圆核巨核细胞。

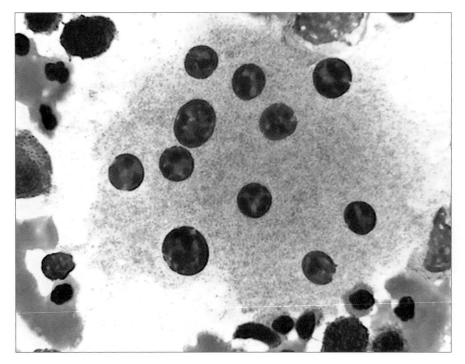

多圆核巨核细胞
胞核呈多个圆形核的颗粒型巨核细胞。

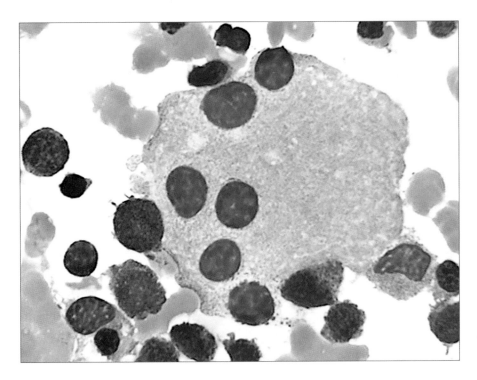

多圆核巨核细胞
胞核呈多个圆形核的颗粒
型巨核细胞。

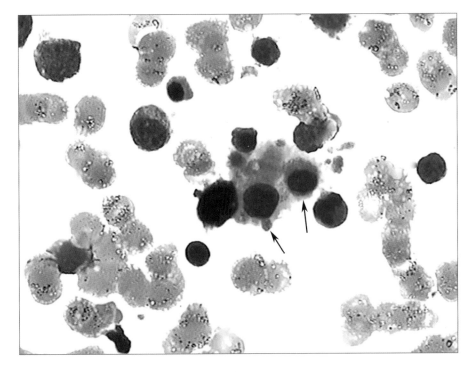

颗粒型小巨核细胞
胞体小,外形不规整,胞质
量多,含有细小粉红色颗
粒,核呈圆形或类圆形,核
染色质粗、致密,染色呈深
紫红色单个核颗粒型小巨
核细胞。

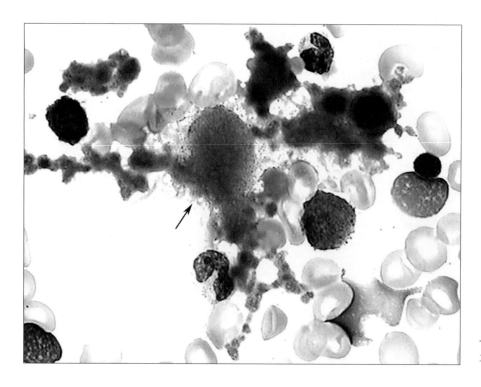

形态异常血小板
血小板体积大小不一，形态
不规则。

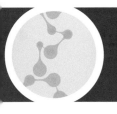

第七部分 浆细胞系统疾病

一、多发性骨髓瘤(MM)

1. 临床特点 发病多见于中老年人。骨痛,常有肾功能不全。

2. 血象 血红蛋白轻至中度减低,白细胞、血小板数正常。成熟红细胞呈缗钱状排列。不分泌型骨髓瘤患者成熟红细胞形态大致正常。

3. 骨髓象 骨髓增生活跃或明显活跃,骨髓中形态异常的浆细胞>10%以上。骨髓瘤细胞形态呈多形性,细胞大小不一,多为圆形或椭圆形,胞质丰富,呈蓝色、灰蓝色或红色,不透明,有泡沫感,偶见少许嗜天青颗粒或球形包涵体(Russel 小体)。葡萄状(桑葚)浆细胞,胞质内含有大量大小不等的空泡或似葡萄串状浅蓝色的空泡;火焰状浆细胞,胞质呈火焰色,尤以边缘明显。细胞核偏位多为圆形或类圆形,核染色质疏松、网状,核仁1~2个。易见双核及多核浆细胞。

4. 根据细胞形态学,常见骨髓瘤细胞大致分为下列几种类型:①原浆细胞型;②幼浆细胞型;③小浆细胞型;④火焰状细胞型;⑤桑葚细胞型;⑥组织细胞型。

5. 细胞化学染色 中性粒细胞碱性磷酸酶染色 积分升高。

6. 免疫分型 CD138、CD38、CD56、CD28、CD200 表达,CD19 通常阴性,少部分阳性。

7. 细胞遗传学 约半数患者有染色体核型异常。

8. 血清蛋白电泳 绝大部分患者血清总蛋白增高,仅不分泌型骨髓瘤患者无异常蛋白。免疫固定电泳为单克隆型。

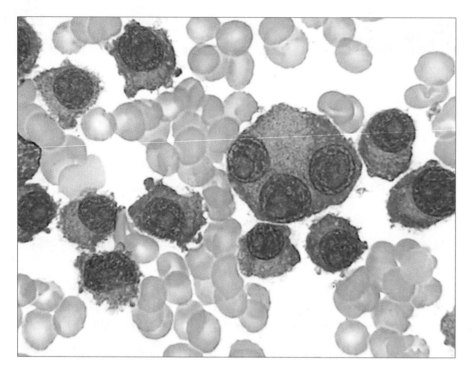

原浆细胞型 MM 骨髓象
胞体大小不一,形态不规
则,有伪足、突起,可见多核
浆细胞,胞质丰富,呈蓝色,
有泡沫感,核多为圆形或类
圆形,核染色质粗,核仁清
楚可见。

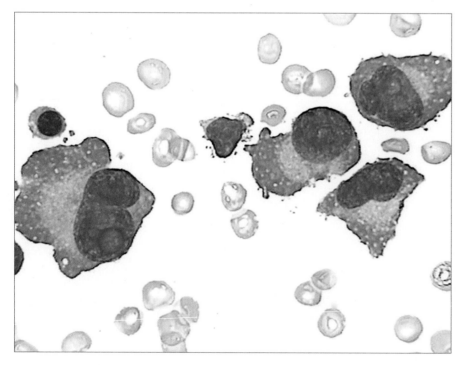

原浆细胞型 MM 骨髓象
细胞大小不一,形态不规
整,胞质丰富,呈蓝紫色,胞
质内含有较多空泡,核形不
规则,核染色质粗,核仁清
楚可见。

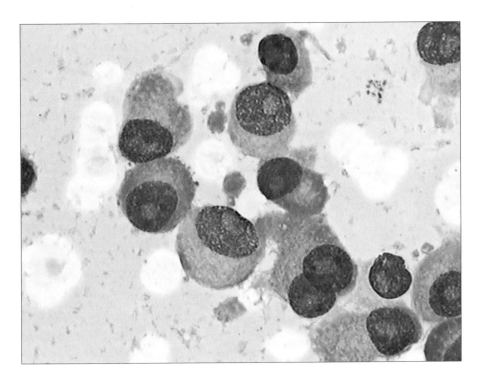

原浆细胞型 MM 骨髓象

胞体大小不一，边缘不整，胞质丰富，呈蓝色，核染色质疏松，呈网状，核仁大而明显。

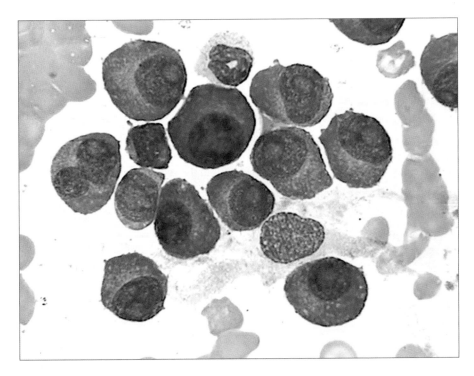

原浆细胞型 MM 骨髓象

胞体大，胞质丰富，呈深蓝色，有泡沫感，核多为圆形或类圆形，可见不规则形，核仁大而明显。

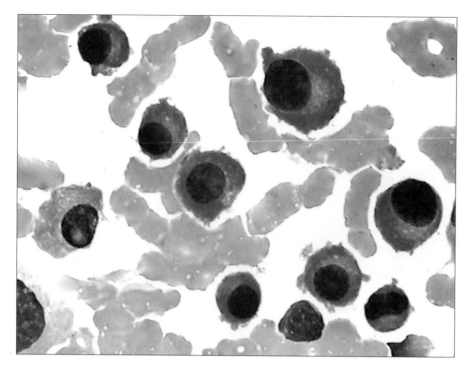

幼浆细胞型 MM 骨髓象
胞体大小不一,胞质丰富,呈蓝色,细胞核多为圆形或椭圆形,核染色质较粗,致密,核仁不清楚。

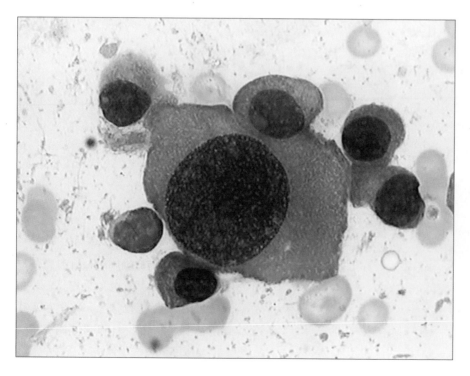

幼浆细胞型 MM 骨髓象
幼浆细胞型,细胞大小不一,胞质呈蓝色或边缘呈红色,核染色质粗、均匀且疏松,核仁不清楚。

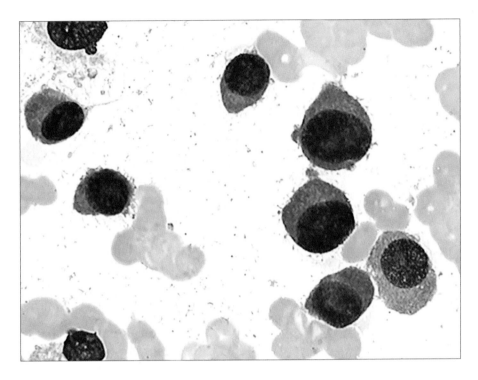

幼浆细胞型 MM 骨髓象

幼浆细胞型,胞体大小不一,边缘不整,胞质量多,呈紫罗兰色,核染色质粗,致密,核仁不清楚。

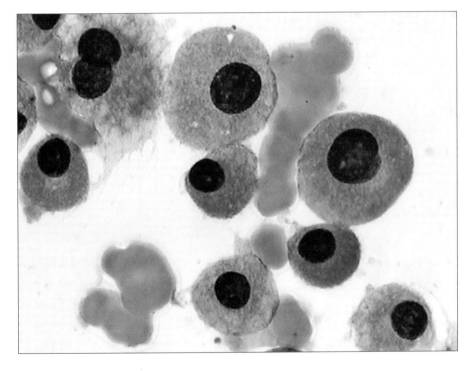

幼浆细胞型 MM 骨髓象

胞体大小不一,形态较规整,胞质丰富,呈紫罗兰色,核染色质致密,较均匀,核仁不清楚。

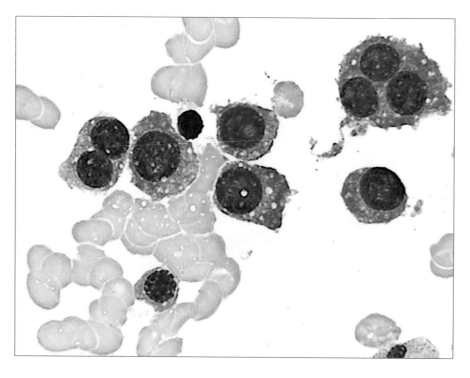

幼浆细胞型MM骨髓象
以幼稚浆细胞为主,胞体大小不一,形态较不规整,胞质丰富,呈蓝色,胞质内含有大小不一空泡,可见双核及多核浆细胞。

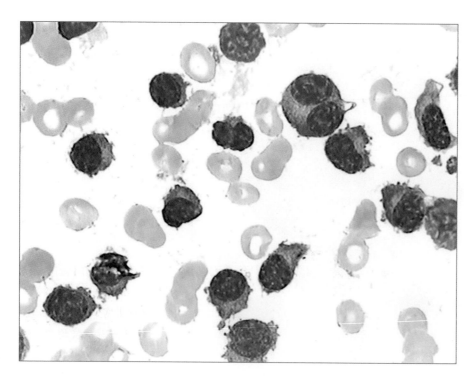

小浆细胞型MM骨髓象
胞体小,边缘不整,胞质量较多,有泡沫感,呈蓝色,核偏位,可见双核浆细胞,核染色质呈粗网状,核仁不清楚。

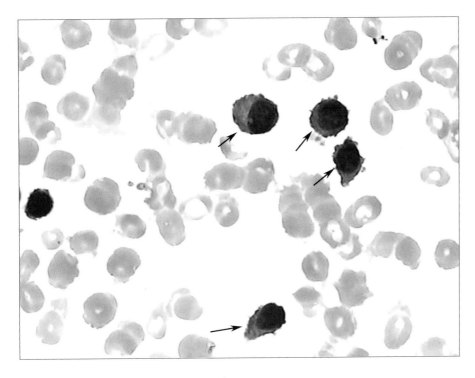

小浆细胞型 MM 骨髓象
体积小,边缘不整,胞质量较多,色偏碱,有泡沫感,核染色质粗、致密,核仁不清楚。

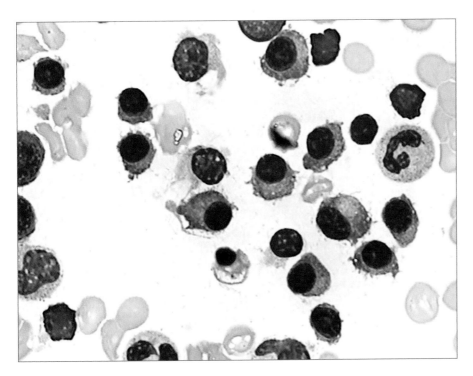

小浆细胞型 MM 骨髓象
胞体小,边缘不整,核偏位,胞质量多,色偏碱,核与质之间有亮带区,胞核多呈圆形或类圆形,核染色质粗、致密,核仁不清楚。

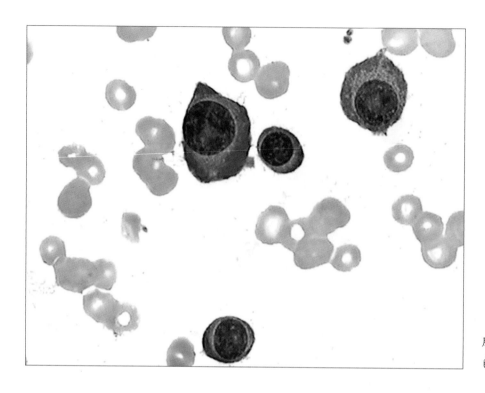

火焰细胞型 MM 骨髓象
胞质丰富,呈火焰色,核染
色质致密,核仁隐约可见。

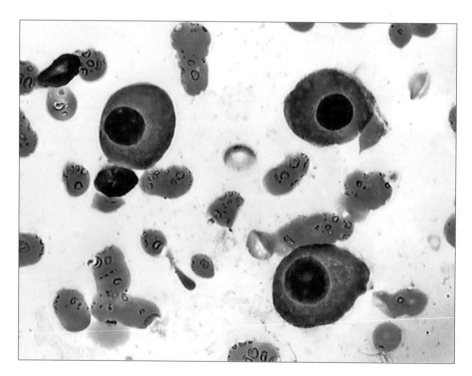

火焰细胞型 MM 骨髓象
胞质丰富,呈火焰色,核染色
质致密、均匀,核仁不清楚。

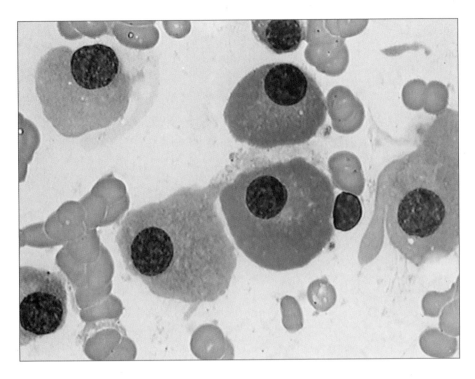

火焰细胞型 MM 骨髓象
胞体大小不一,胞质丰富,
呈火焰色,核染色质致密,
核仁不清楚。

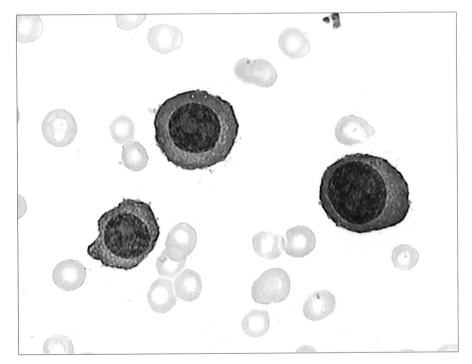

火焰细胞型 MM 骨髓象
形态较规整,胞质丰富,呈火
焰色,细胞核呈圆形,核染色
质疏松呈网状,核仁可见。

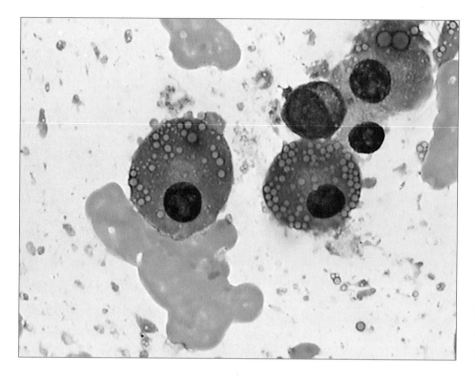

葡萄状(桑葚)细胞型
MM骨髓象
胞质丰富,呈红色,胞质内
含有数量较多大小不一的
空泡。

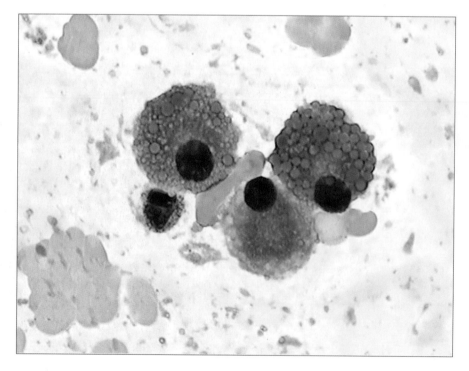

葡萄状(桑葚)细胞型
MM骨髓象
胞质丰富,胞质内含有大小
不一似葡萄状蓝色空泡。

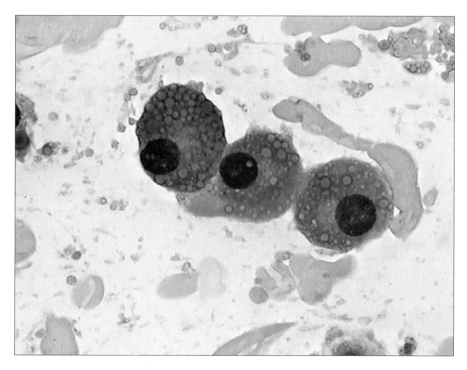

葡萄状(桑葚)细胞型
MM 骨髓象
胞质丰富,胞质内含有大小
不一蓝色空泡。

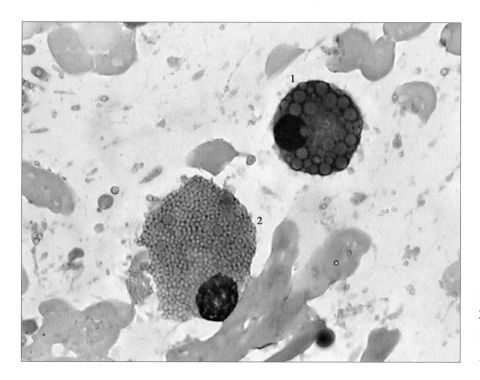

葡萄状(桑葚)细胞型
MM 骨髓象
1. 胞质内含有蓝色大空泡。
2. 胞质丰富,胞质内含有较
多大小均匀的小空泡,核明
显偏位。

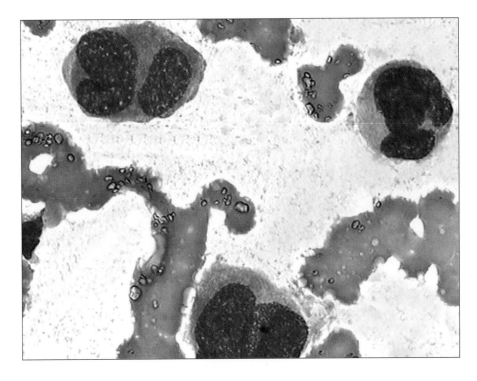

组织细胞型 MM 骨髓象
胞体大，可见双核或多核，
核形异常的浆细胞。

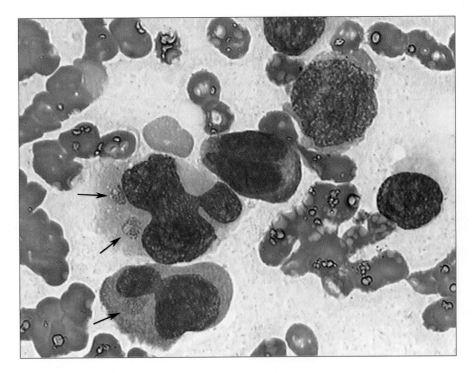

组织细胞型 MM 骨髓象
胞质呈灰蓝色或蓝色，有泡
沫感，可见包涵体，核形异
常，核仁明显。

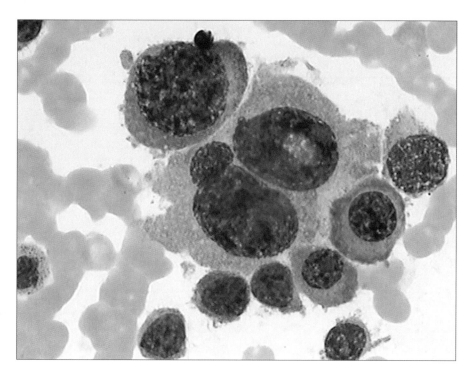

组织细胞型 MM 骨髓象
细胞大小不一，形态不规整，
核染色质较粗，核仁可见。

二、浆细胞白血病（PCL）

1. 临床特点　似急性白血病，可有肝、脾、淋巴结肿大。
2. 血象　血红蛋白减低，白细胞数升高，血小板数减低，外周血浆细胞＞20%，或绝对值＞2×10^9/L。
3. 骨髓象　骨髓增生活跃或明显活跃，以大量原始和幼稚浆细胞为主。此细胞大小中等，胞质量多，呈蓝色或浅灰蓝色；核形异常较明显，核染色质疏松呈网状，核仁明显1～2个。
4. 骨髓瘤晚期患者可进展为浆细胞白血病，临床较易见。浆细胞白血病分为原发性浆细胞白血病和继发性浆细胞白血病。

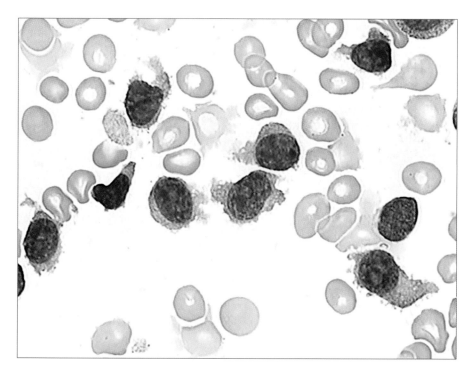

浆细胞白血病骨髓象
浆细胞形态不规整，胞质量
多少不一，呈蓝色，有泡沫
感，核染色质呈粗网状，核
仁可见。

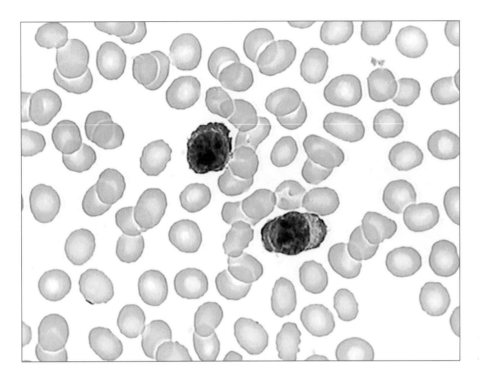

浆细胞白血病血象
浆细胞白血病血片中浆细胞≥20%。

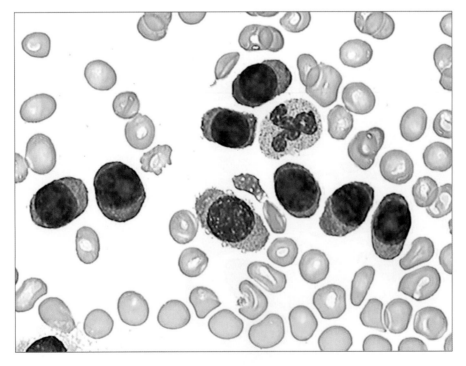

浆细胞白血病骨髓象
浆细胞形态较规整，胞质偏碱，胞核多为圆形，略偏位，核染色质致密，核仁隐约可见。

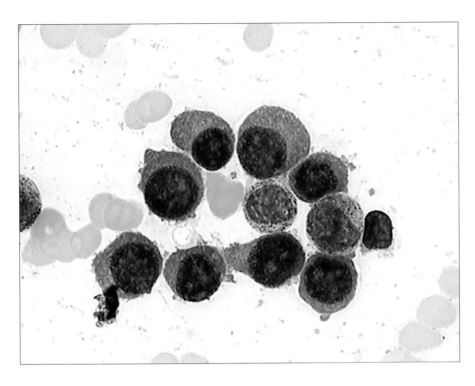

MM 进展为浆细胞
白血病骨髓象

胞质量多，呈紫罗兰色，核
染色质疏松，核仁可见。

三、Waldenström 巨球蛋白血症

1. 临床特点　浆细胞和 / 或 B 淋巴细胞恶性增生性疾病。恶变细胞合成并分泌大量单克隆 IgM 免疫球蛋白，血中 IgM > 10g/L 为特征性改变，本病无骨质破坏。

2. 血象　血红蛋白减低，呈正细胞正色素性贫血，白细胞数正常或减低，血小板数正常或减低。血涂片中可见到浆细胞样淋巴细胞，成熟红细胞呈缗钱状排列。

3. 骨髓象　淋巴细胞增多，浆细胞易见，浆细胞样淋巴细胞较易见。此细胞特点：胞体较大，形态较规整，胞质量较多，呈蓝色或浅蓝色，细胞核偏位，呈圆形或类圆形，核染色质致密，核仁不见。

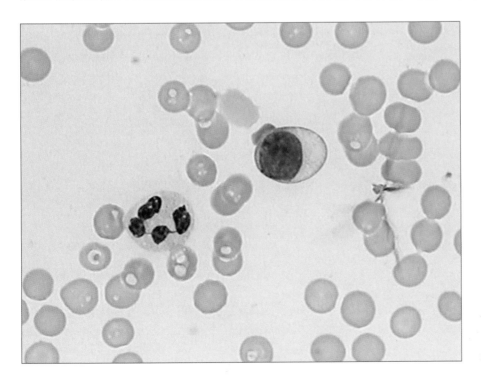

Waldenström 巨球蛋白
血症血象

浆细胞样淋巴细胞：胞体
大，胞质丰富，呈浅蓝色，核
染色质致密，着色不均匀。

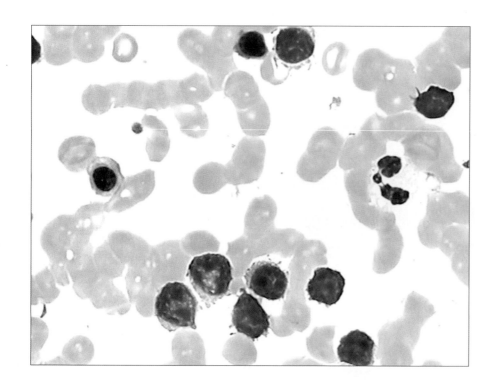

Waldenström 巨球蛋白
血症骨髓象
以淋巴细胞增生为主。

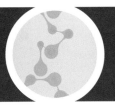

第八部分　恶性淋巴瘤

1. 淋巴瘤根据病理组织学分为霍奇金淋巴瘤（HL）及非霍奇金淋巴瘤（NHL）。

（1）霍奇金淋巴瘤：骨髓侵犯者少见。若在骨髓中找到 R-S 细胞，对诊断霍奇金淋巴瘤有重要意义。R-S 细胞胞体较大，呈圆形，类圆形或不规则形；胞质较丰富，呈蓝色，无或有嗜天青颗粒；胞核大，呈圆形或扭曲状，多为 2 个核，也有单个或多个核，呈对称性双核者称为镜影细胞；核染色质呈粗颗粒状或网状，核仁大，1 个或多个。

（2）非霍奇金淋巴瘤：淋巴瘤细胞侵犯骨髓，形态分为幼稚细胞型、组织细胞型和成熟细胞型。幼稚细胞型淋巴瘤细胞，形态似急性淋巴细胞白血病，胞体较不规整，胞质偏少，呈蓝色，有的含有较多空泡；细胞核多为圆形或类圆形，可见切迹、凹陷、折叠等，核染色质粗致密，核仁可见或模糊不清。组织细胞型淋巴瘤细胞，形态呈多形性，胞体大小不一，胞质多少不一，呈浅蓝色或偏碱，有的含有空泡，呈浅蓝色的胞质内可见少量紫红色颗粒；胞核大，圆形、凹陷、折叠和不规则形等，可见双核和多核淋巴瘤细胞；核染色质较粗，有大而明显的核仁。成熟细胞型淋巴瘤细胞，形态似慢性淋巴细胞白血病，骨髓和外周血以成熟淋巴细胞为主。临床上脾大淋巴瘤患者，淋巴瘤细胞易侵犯骨髓。

2. 部分淋巴瘤患者，外周血和骨髓中嗜酸性粒细胞增多。

3. 病理学检查是诊断淋巴瘤的主要依据。

一、淋巴瘤细胞侵犯骨髓

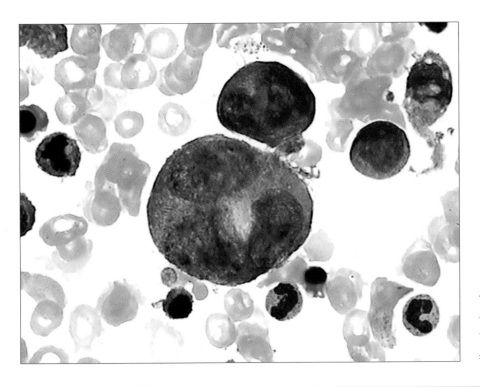

多核淋巴瘤细胞
胞体巨大，形态较规整，胞质量多，偏碱，核形呈类圆形或不规则形，核染色质粗，核仁清楚可见。

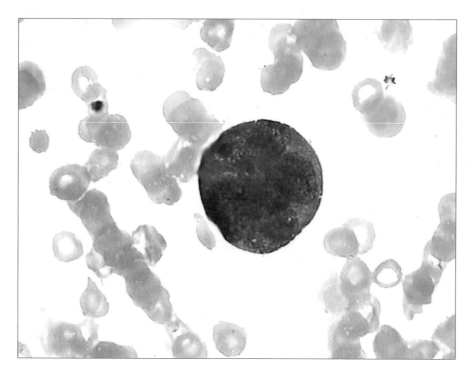

多核淋巴瘤细胞
细胞外形较规整,胞质呈蓝色,胞核大小不一,核染色质粗而致密,核仁可见。

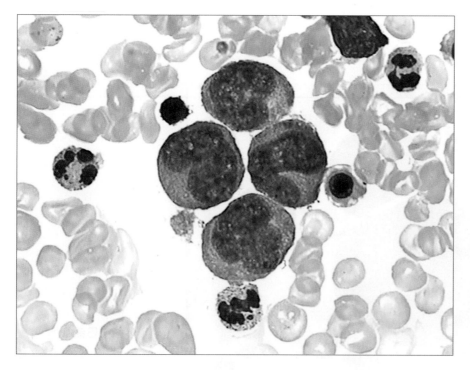

淋巴瘤细胞
细胞外形较规整,胞质量多,呈蓝色,细胞核形态极不规则,核染色质粗,核仁可见。

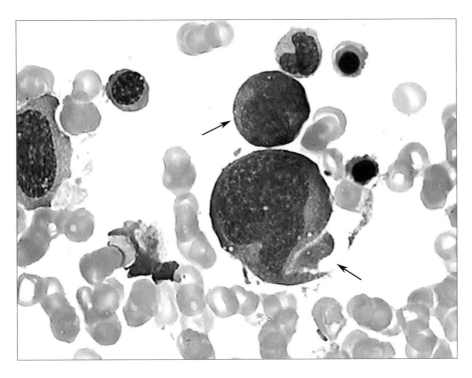

淋巴瘤细胞

细胞大小不一，外形不规整，胞质量多，呈蓝色，可见少量的小空泡，细胞核形态极不规则，核染色质粗，核仁隐约可见。

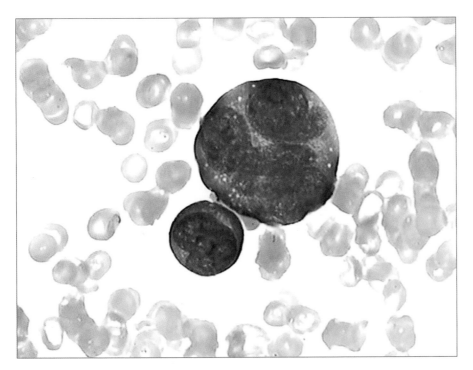

多核淋巴瘤细胞

胞体巨大，外形较规整，胞质量多，呈蓝色，含有较多小空泡。胞核形态异常，扭曲、折叠，核染色质粗，核仁清楚可见。

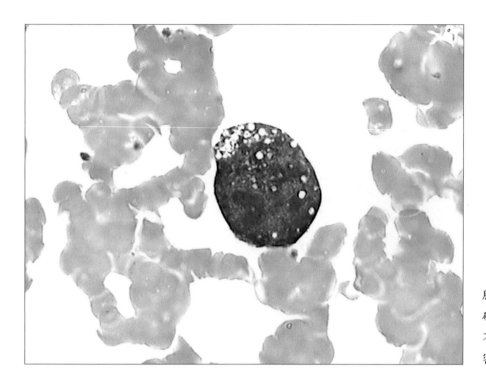

淋巴瘤细胞
胞体巨大,胞质量多,色偏碱,不透明,含有较多大小不一的空泡,核染色质致密,核仁可见。

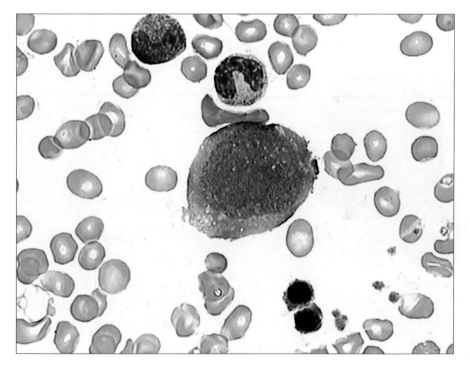

淋巴瘤细胞
胞体巨大,胞质量多,呈蓝色,核染色质均匀,呈粗网状,核仁可见,似巨原始红细胞。

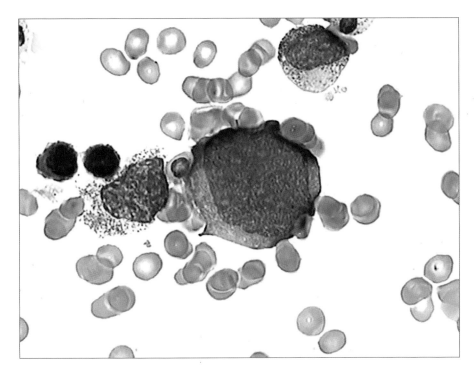

淋巴瘤细胞

胞体巨大，边缘有伪足突起，胞质量多，色偏碱，核染色质均匀，呈粗网状，核仁隐约可见，似巨原始红细胞。

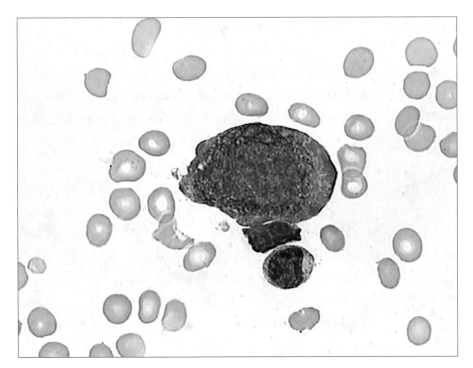

淋巴瘤细胞

胞体巨大，外形不规整，胞质偏碱，核染色质呈粗网状，核仁模糊不清，似巨原始红细胞。

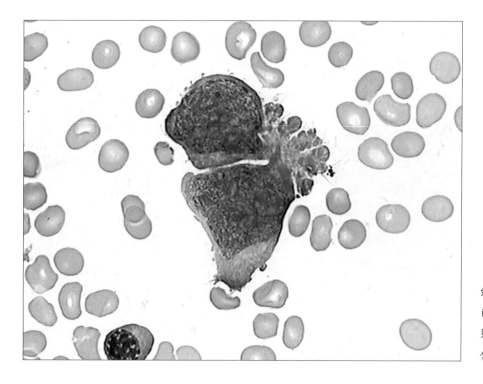

淋巴瘤细胞
细胞形态不规整,胞质呈蓝色,有伪足突起,核形不规则,核染色质呈粗网状,核仁隐约可见。

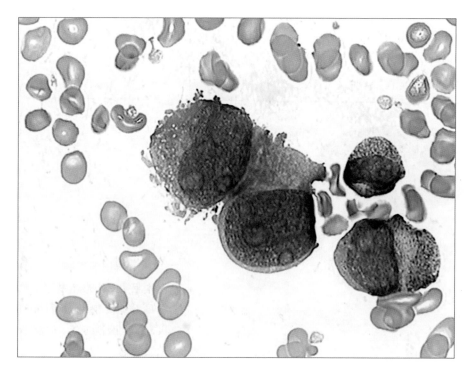

淋巴瘤细胞
胞体大,外形不规整,胞质丰富,色偏碱,可见较多小空泡,核染色质粗、均匀,核仁大而明显,2~3个。

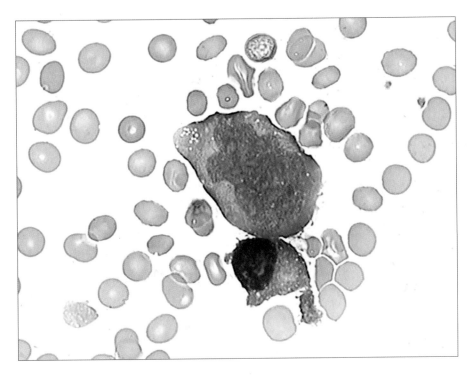

淋巴瘤细胞
胞体巨大,外形不规整,胞质量多,呈蓝色,胞质内含有较多小空泡;细胞核形态极不规则,核染色质粗、不均匀,核仁隐约可见。

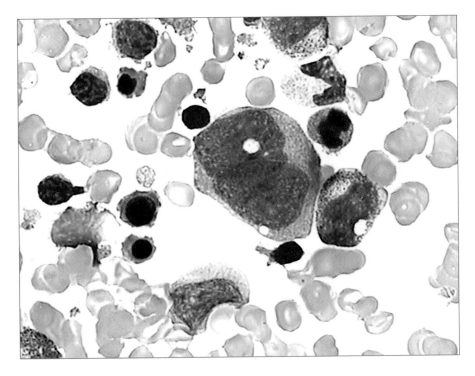

淋巴瘤细胞
胞体巨大,形态不规整,胞质呈蓝色,胞质内含有空泡,似三个核,核染色质粗、较均匀,核仁可见。

二、淋巴瘤白血病

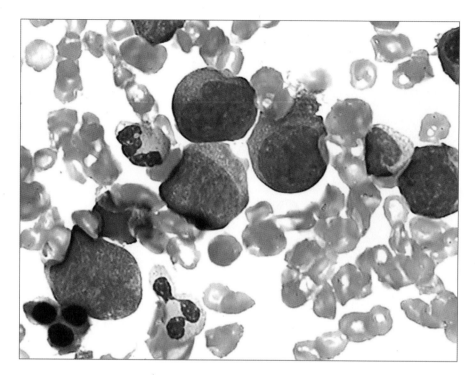

淋巴瘤白血病

当幼稚型或组织型淋巴瘤细胞≥20%，为淋巴瘤白血病。图示胞体大，外形不规整，胞质量多少不一，呈蓝色，核形不规则，核染色质致密，核仁不甚清楚。

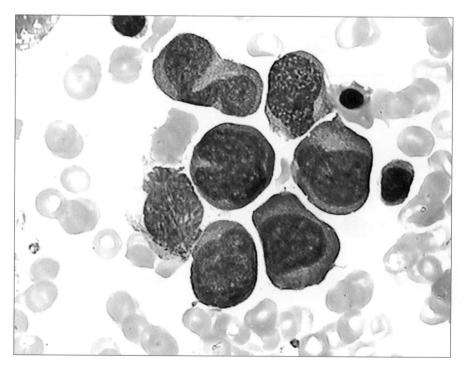

淋巴瘤白血病

组织细胞型淋巴瘤白血病，该细胞胞体大，胞质量较多，色偏碱，核形极不规则，核染色质致密，核仁可见。

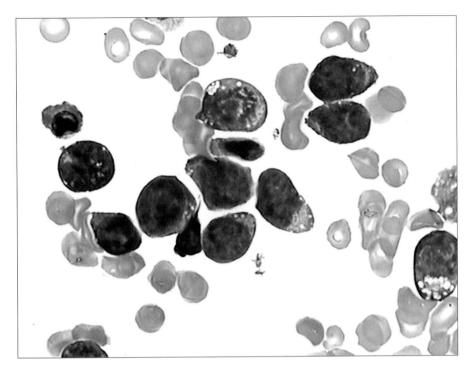

淋巴瘤白血病
胃黏膜相关 B 细胞淋巴瘤侵犯骨髓,该细胞大小不一,形态不规则,胞质量偏少,色偏碱,胞质内含有空泡,核染色质致密,核仁不清楚。

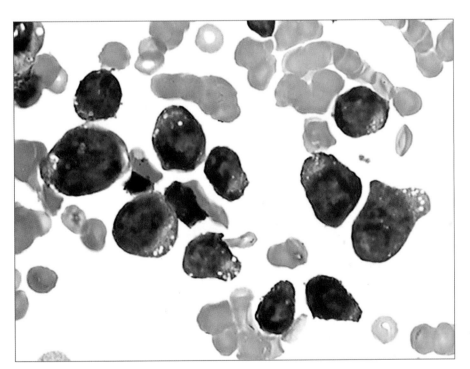

淋巴瘤白血病
胃黏膜相关 B 细胞淋巴瘤侵犯骨髓,该细胞大小不一,胞质量少,色偏碱,胞质内含有数量不等的空泡,核染色质致密,核仁不清楚。

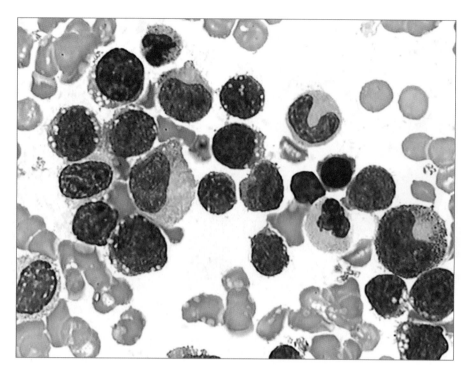

淋巴瘤白血病
细胞大小不一，边缘不整，胞质量少，呈蓝色，含有较多空泡，核染色质粗、致密，核仁隐约可见。

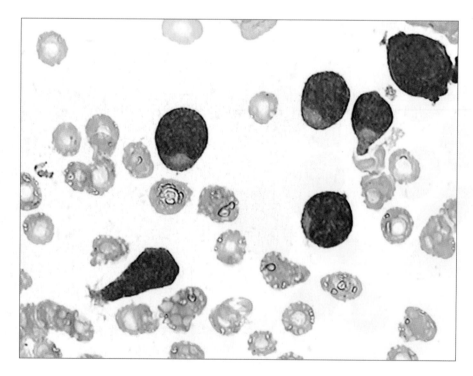

淋巴瘤白血病
细胞形态较不规整，胞质量中等，色偏碱，核形不规则，核染色质较粗，核仁不清楚。

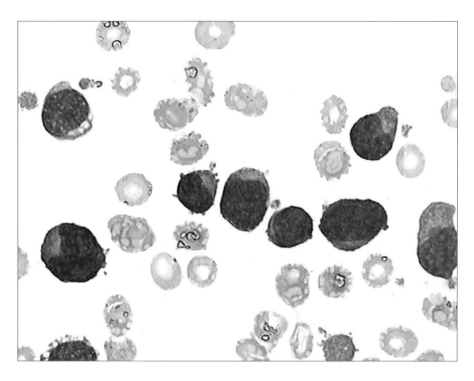

淋巴瘤白血病
形态较不规整，胞质量中等，色偏碱，可见空泡，核形不规则，核染色质较粗，核仁不清楚。

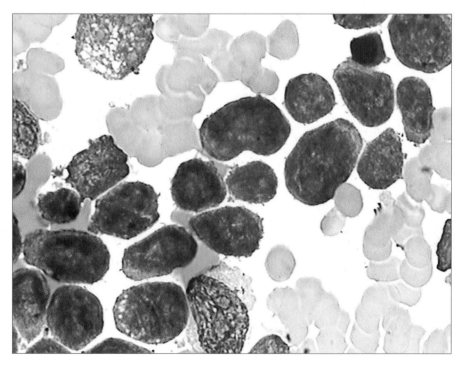

淋巴瘤白血病
形态大小不一，外形不规整，胞质量少，色偏碱，胞质内可见空泡，核染色质致密，核仁不清楚。

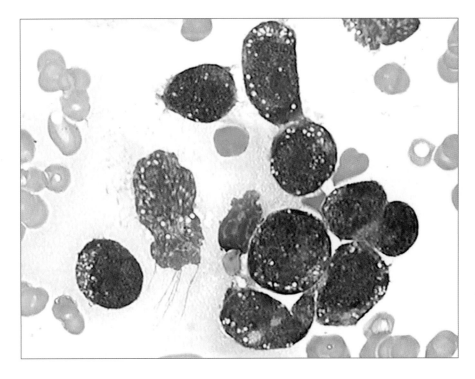

淋巴瘤白血病

胞体大，胞质量较多，色偏碱，含有较多空泡，胞核可见折叠、扭曲、不规则形，核染色质呈粗网状，核仁可见。

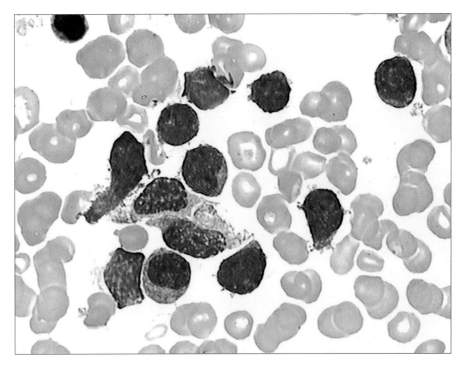

淋巴瘤白血病

T淋巴母细胞淋巴瘤侵犯骨髓，胞体小，外形较不规则，胞质量少，呈蓝色，胞核多为圆形或类圆形，可见凹陷、折叠，核染色质致密均匀，核仁不见。

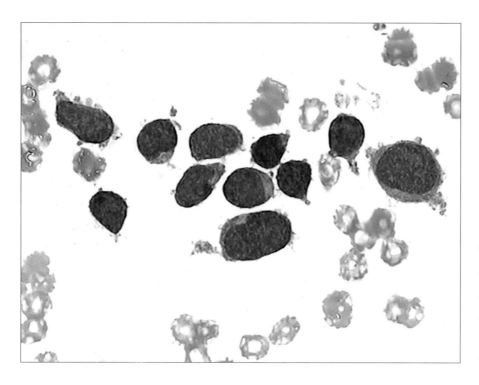

淋巴瘤白血病
T淋巴母细胞淋巴瘤侵犯骨髓，胞体大小不一，以小细胞为主，边缘不规整，有伪足，胞质量少，色偏碱，核染色质粗、致密均匀，核仁不甚清楚。

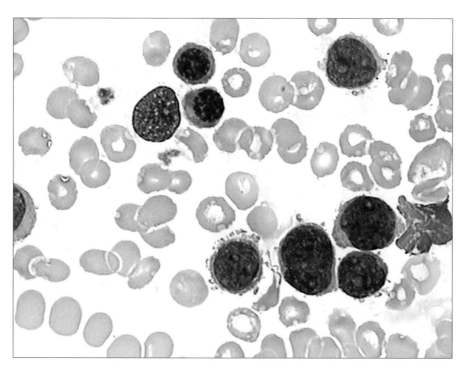

淋巴瘤白血病
脾脏边缘区淋巴瘤侵犯骨髓，细胞边缘不整，有伪足，胞质量少，呈蓝色，细胞核呈类圆形或不规则形，核染色质致密，不均匀，核仁可见。

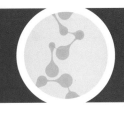

第九部分　其他血液及非血液系统疾病

一、类白血病反应

1. 临床特点　病因明确，如严重感染、肿瘤、大面积创伤、大出血、急性溶血、过敏性休克等。

2. 血象　白细胞数升高或外周血出现幼稚粒细胞，以成熟粒细胞为主，成熟粒细胞胞质内含有较多粗大中毒性颗粒和空泡，可见蓝斑。血红蛋白根据病情而变化，血小板数正常或减低。部分患者成熟单核细胞明显增多。

3. 骨髓象　骨髓增生活跃或明显活跃，以粒系增生为主，常伴有核左移，形态表现同外周血，红系增生相对减低，巨系增生正常。

4. 细胞化学染色　中性粒细胞碱性磷酸酶阳性率明显升高，积分明显增多。

5. 细胞遗传学检查　无 Ph 染色体。

6. 分子生物学　BCR/ABL 融合基因阴性。

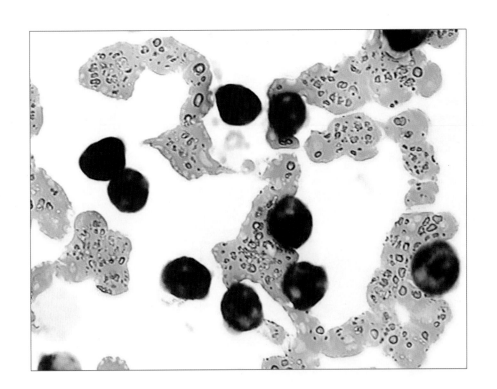

NAP 染色

NAP 强阳性（++++）。

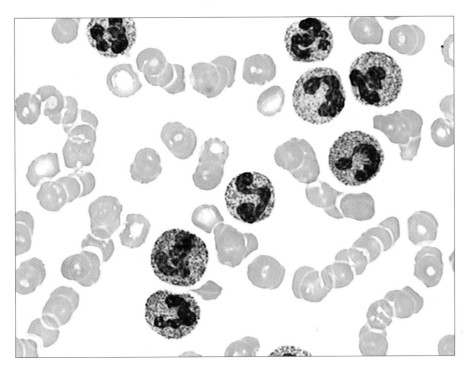

类白血病反应血象
成熟粒细胞胞质颗粒多，
粗大。

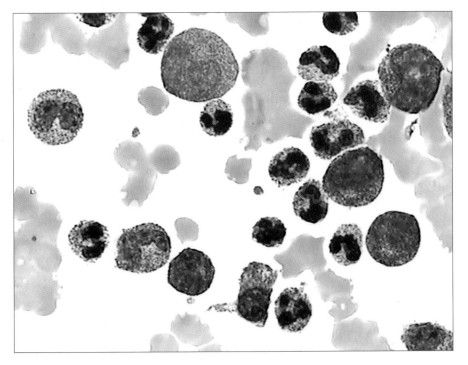

类白血病反应骨髓象
以粒系增生为主，胞质颗粒
粗大。

二、嗜酸粒细胞增多症

1. 临床特点　临床上分为原发性和继发性。原发性可表现为发热、皮疹、咳嗽、肌肉酸痛或腹泻等。继发性嗜酸粒细胞增多症见于过敏性疾病、皮肤病、寄生虫病、肿瘤、结缔组织病等。

2. 血象　白细胞数升高或正常，嗜酸性粒细胞绝对值 $>0.5\times10^9/L$，主要以成熟嗜酸性粒细胞为主，血红蛋白正常或减低，血小板数正常。

3. 骨髓象　骨髓增生活跃或明显活跃，嗜酸性粒细胞明显增多，以成熟阶段细胞为主，可见幼稚型嗜酸性粒细胞，红、巨两系正常。原发性嗜酸粒细胞增多症：外周血嗜酸性粒细胞绝对值 $>1.5\times10^9/L$，骨髓嗜酸性粒细胞 $>20\%$ 以上。

4. 分子生物学　原发性嗜酸粒细胞增多症可有 F1P1L1/PDGFRα 融合基因的克隆性改变。

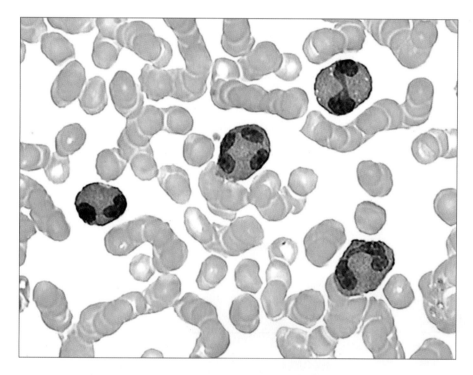

嗜酸粒细胞增多症血象
以成熟嗜酸性粒细胞为主。

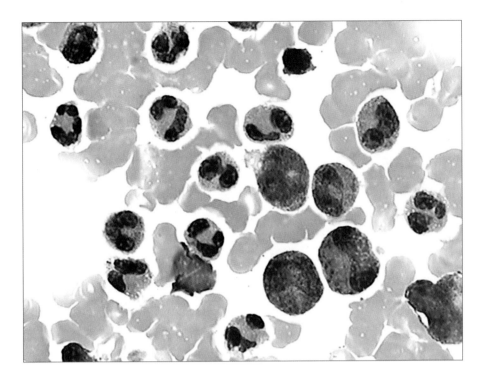

嗜酸粒细胞增多症骨髓象
嗜酸性粒细胞增多，以成熟
嗜酸性粒细胞为主。

三、传染性单核细胞增多症

1. 传染性单核细胞增多症是由 EB 病毒引起的一种急性感染性疾病，临床特点：发热、咽痛、淋巴结肿大、咽部充血。

2. 血象　血红蛋白正常，白细胞数减低、正常或轻度升高，血小板数减低或正常。外周血中可见大量异型淋巴细胞，>15%。异型淋巴细胞根据细胞形态学分为三种类型：①浆细胞型：血涂片中最为多见，胞体大小中等，形态较规整，胞质量多，嗜碱呈深蓝色，无颗粒；核偏位，多呈圆形或类圆形，可见凹陷、肾形等；核染色质较粗、着色不均匀。②单核细胞型：胞体较大，形态不规则，胞质量多，呈浅蓝色或蓝色，胞质内可有少量嗜天青颗粒；核呈类圆形或不规则形，核染色质呈粗网状。③幼稚细胞型：胞体大，胞质量多，呈蓝色或浅蓝色，一般无颗粒；细胞核大，呈圆形或类圆形，核染色质较均匀细致，可见核仁1~2个。

3. 骨髓象　病情较重时，骨髓中异型淋巴细胞明显增多；病情轻的患者，骨髓中可见少量的异型淋巴细胞。

4. 细胞化学染色　中性粒细胞碱性磷酸酶积分减低。

5. 嗜异性凝集试验阳性。

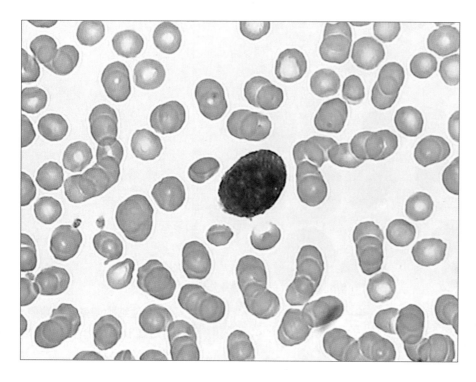

传染性单核细胞增多症血象
浆细胞型异型淋巴细胞：胞质量偏多，色偏碱，无泡沫感，核偏位，呈类圆形，核染色质粗，不均匀。

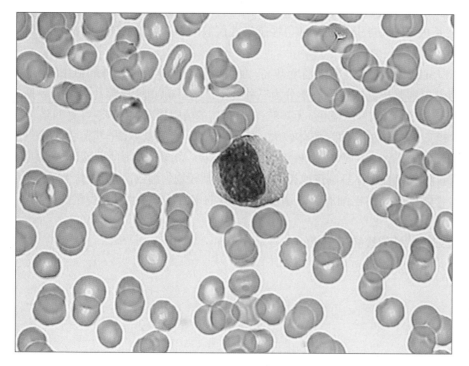

传染性单核细胞增多症血象
单核细胞型异型淋巴细胞：胞质呈浅蓝色，胞质量较多，可见细小紫红色颗粒，核染色质着色不均。

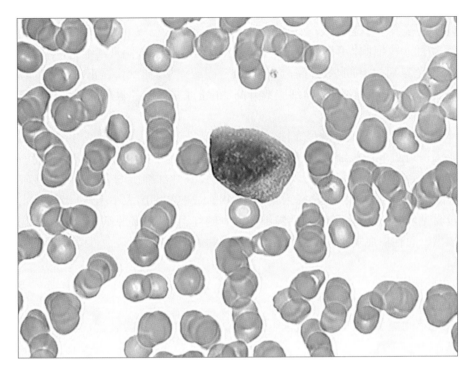

传染性单核细胞增多症血象
单核细胞型异型淋巴细胞:
形态不规则,胞质呈蓝色,胞
质量较多,可见细小紫红色
颗粒,核染色质着色不均。

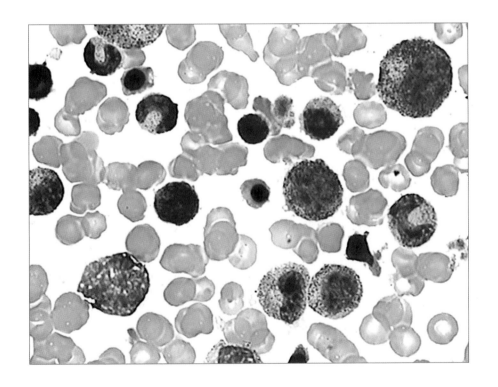

传染性单核细胞增多症
骨髓象
骨髓细胞增生正常。

四、骨髓纤维化(MF)

1. **临床特点**　不同程度脾肿大,多发于中老年人。

2. **血象**　外周血涂片,易见幼红幼粒细胞,可见到数量不等的泪滴样红细胞、椭圆形红细胞,嗜碱性点彩红细胞较易见。慢性骨髓纤维化早期,白细胞数升高,血小板数升高或正常,血红蛋白正常或轻度减低。随着病情进展,贫血进行性加重,血小板数减低,白细胞数升高、正常或减低。急性骨髓纤维化血象三系减低。

3. **骨髓象**　骨髓穿刺有"干抽"现象,骨髓液外观呈血性。骨髓增生活跃或低下,以粒系增生为主,巨核细胞中可见颗粒型小巨核细胞及分叶过多巨核细胞,裸核细胞易见。骨髓涂片中红细胞造血岛较易见。

骨髓增殖性疾病易合并或进展为骨髓纤维化。如慢性粒细胞白血病,真性红细胞增多症和原发性血小板增多症。骨髓增生异常综合征伴骨髓纤维化,血象三系减低,外周血成熟红细胞大小不一,泪滴样或椭圆形红细胞易见,幼红细胞较易见,可见幼粒细胞或原始粒细胞。骨髓红、巨两系易见病态造血。细胞遗传学显示 MDS 常见的异常核型。急性白血病伴骨髓纤维化,在急淋和 M_7 中较易见。急性骨髓纤维化时,脾无或轻度肿大。

4. **骨髓活检**是诊断本病的主要依据。

5. **细胞化学染色**　中性粒细胞碱性磷酸酶染色积分增高。

6. **分子生物学**　35%～60% 患者可见 JAK2-V617F 基因阳性,有 25%～35% 的患者表达 CALR 基因,MPL 基因的表达率约为 8%。

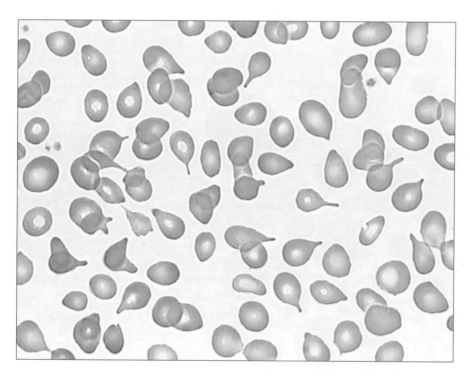

骨髓纤维化血象
成熟红细胞中泪滴样红细胞易见。

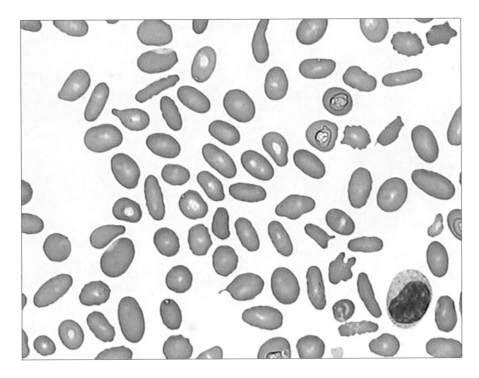

骨髓纤维化血象
成熟红细胞中椭圆形红细胞
多见,可见泪滴样红细胞。

五、恶性组织细胞病

1. 临床特点 以中青年发病为主,高热,肝、脾、淋巴结肿大。

2. 血象 全血细胞减少,血涂片中可见形态异常组织细胞。

3. 骨髓象 骨髓中可见到数量不等,散在或成堆分布的形态异常组织细胞。

4. 组织细胞形态学特征

(1)异常组织细胞:胞体较大,形态不规整,胞质量较多,呈深蓝色或浅蓝色,浅蓝色胞质内可见少量嗜天青颗粒,并可出现空泡;细胞核呈圆形或不规则形,可见双核细胞;核染色质疏松呈网状,核仁可见1～3个。

(2)多核巨组织细胞:胞体巨大,外形不规则;胞质呈蓝色或浅蓝色,无颗粒或有少量细小颗粒;含有三个以上的核,核形不规则;核染色质疏松呈网状,核仁明显。

(3)吞噬性组织细胞:细胞形态与正常巨噬细胞相似,体积大,外形不规则;胞质丰富,胞质内常吞噬大量血细胞,即红细胞或其残余碎片,幼红细胞,血小板或粒细胞等。吞噬性组织细胞在噬血细胞综合征中易见。

(4)淋巴样组织细胞:其大小及外形似内皮细胞,细胞呈椭圆形或不规则形,有的似弯曲的尾巴;胞质呈蓝色或灰蓝色,含有细小颗粒;核染色质致密,偶见核仁。

(5)单核细胞样组织细胞:形态似单核细胞,胞质丰富,呈灰蓝色,有的含有细小颗粒,核染色质呈粗网状。

异常组织细胞和多核巨组织细胞在恶性组织细胞病中有特异性诊断价值,而其他组织细胞在其他疾病中也可出现。

5. 细胞化学染色 中性粒细胞碱性磷酸酶染色阳性率和积分明显减低。

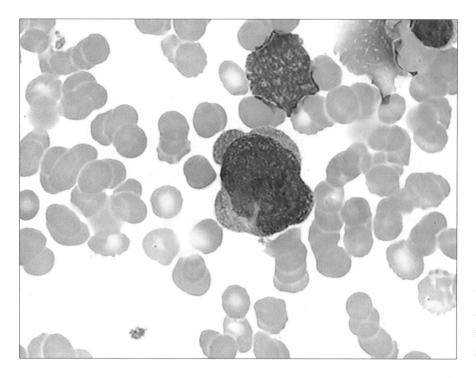

恶性组织细胞病骨髓象
异常组织细胞形态不规整，胞质呈灰蓝色，细胞核呈不规则形，核染色质疏松呈网状，较均匀，核仁不清楚。

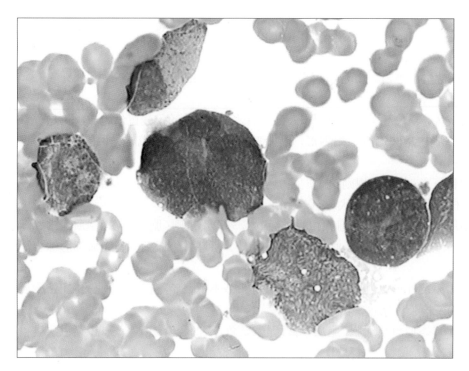

恶性组织细胞病骨髓象
异常组织细胞胞体大，胞质呈蓝色，核形扭曲、折叠，核染色质均匀疏松呈网状，核仁不清楚。

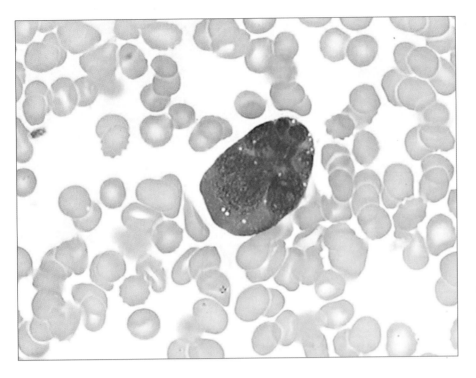

恶性组织细胞病血象
异常组织细胞胞体大，胞质呈蓝色，胞质内可见少量空泡，胞核呈花瓣样，核仁可见。

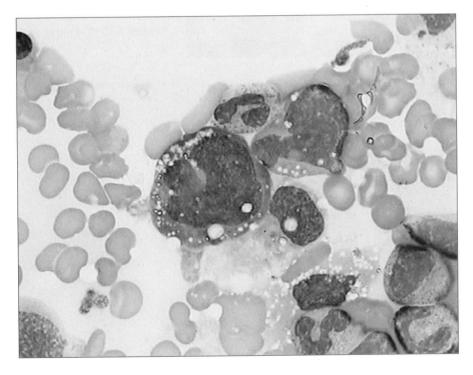

恶性组织细胞病骨髓象
异常组织细胞胞体大，胞质呈蓝色，胞质内含有空泡，核形不规整，核染色质疏松，呈网状，核仁不甚清楚。

六、噬血细胞综合征

1. 噬血细胞综合征（hemophagocytic syndrome，HPS）或噬血细胞性淋巴组织细胞增多症是由不同原因导致的以过度炎症反应为特征的一组疾病。HPS 可分为两大类，原发性和继发性 HPS。原发性 HPS 为遗传性疾病，继发性 HPS 主要见于 EB 病毒感染和非霍奇金淋巴瘤，其次见于风湿免疫病，肿瘤，其他感染等。

2. 血象 两系或三系减少。

3. 骨髓象 骨髓中易见组织噬血细胞。该细胞形态特点：胞体大，外形不规整，胞质丰富，呈蓝色或浅灰蓝色，胞质内吞噬数量不等的血细胞，即粒细胞、红细胞、幼红细胞和血小板等。

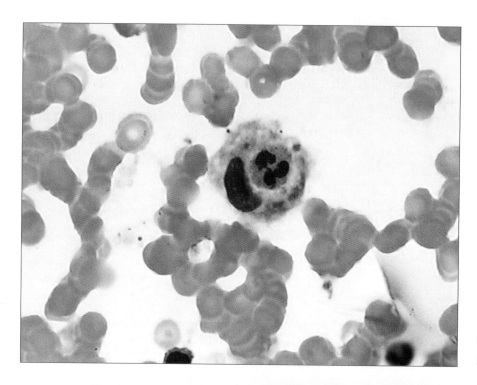

HPS 骨髓象

组织细胞吞噬中性粒细胞和血小板。

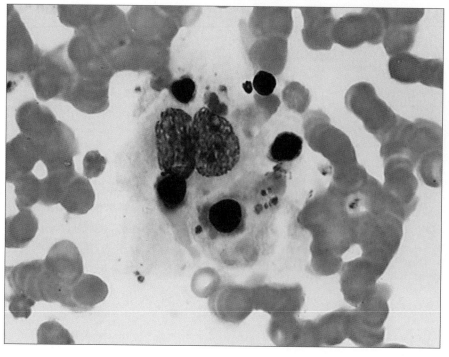

HPS 骨髓象

双核组织细胞吞噬幼红细胞、血小板和淋巴细胞。

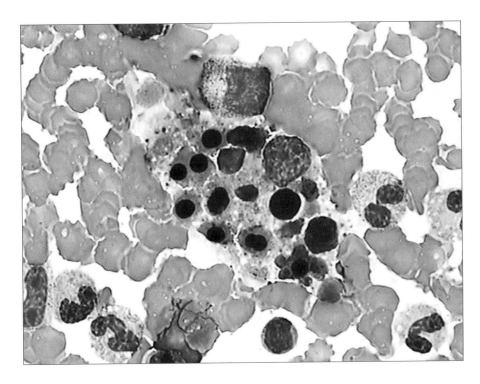

HPS 骨髓象
组织细胞吞噬幼红细胞、粒
细胞和淋巴细胞。

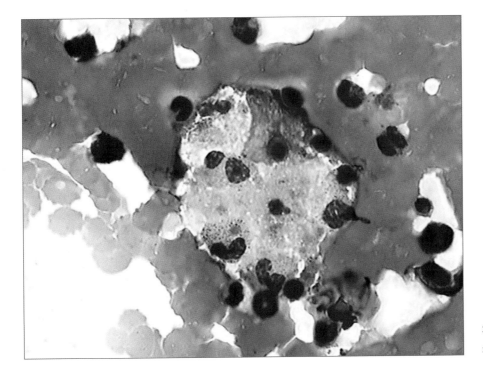

HPS 骨髓象
组织细胞吞噬中性粒细胞
和淋巴细胞。

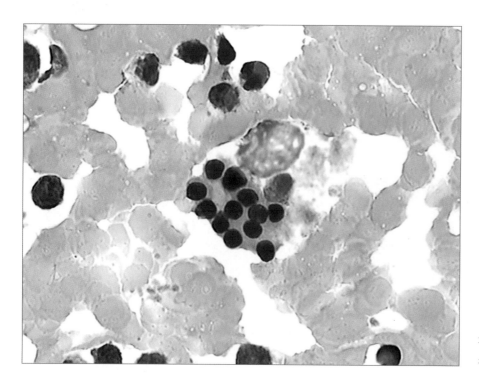

HPS 骨髓象
组织细胞吞噬幼红细胞和
粒细胞。

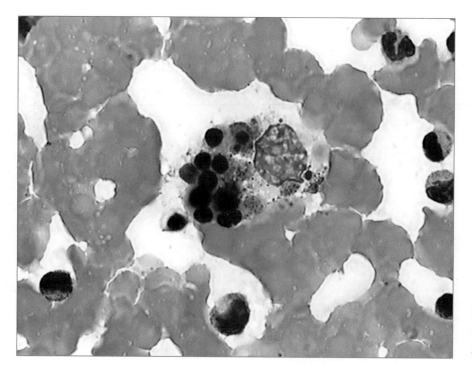

HPS 骨髓象
组织细胞吞噬幼红细胞、粒
细胞、淋巴细胞和蓝黑色
颗粒。

七、骨髓转移癌

1. 临床特点　患者多感乏力，骨痛。

2. 血象　可有一系或一系以上减少，外周血涂片可见幼粒细胞和幼红细胞，呈正细胞性贫血。

3. 骨髓象　常有"干抽"现象。骨髓内见到散在、成堆和成团的癌细胞。

4. 根据癌细胞形态学特点，分为鳞状细胞癌，腺癌和小细胞未分化癌。

（1）鳞癌：癌细胞呈多形性，形态不规整，核畸形，如分叶状、结节状、三角形或不规则形等；胞质量较多，呈深蓝色或浅灰蓝色。

（2）腺癌：胞体大小不一，胞质较丰富，常含有空泡；胞核大，易见多核，核仁明显。常成堆、成团分布。

（3）小细胞未分化癌：细胞体积偏小，胞质量少，呈蓝色；胞核多呈圆形或类圆形，核染色质呈粗网状，核仁不甚清楚。癌细胞在骨髓涂片中常呈散在分布，可见成堆、成团癌细胞。

5. 约1%骨髓转移癌的患者，外周血可见到癌细胞。

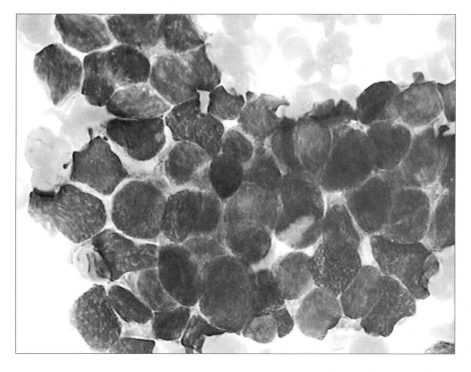

小细胞未分化癌骨髓转移
胞质量少，呈蓝色，核染色质较粗，核仁不清楚，癌细胞成团分布。

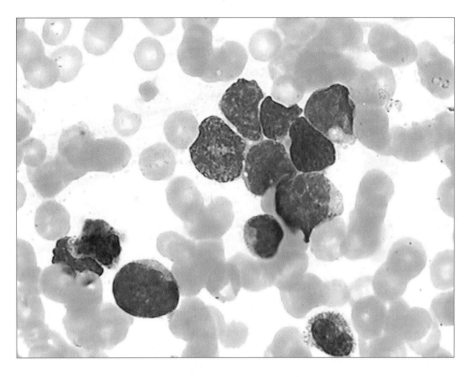

小细胞未分化癌骨髓转移
癌细胞成堆或散在分布,胞
体偏小,胞质量少,呈蓝色,
核染色质呈粗网状,核仁不
清楚。可见裸核癌细胞。

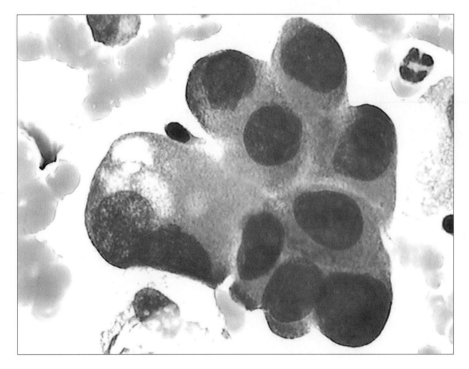

小细胞未分化癌骨髓转移
癌细胞成堆分布,胞质量多,
呈灰蓝色,含有空泡,可见双
核及多核细胞,核仁可见。

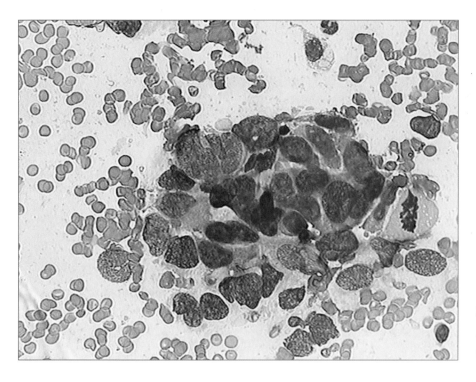

腺癌骨髓转移
腺癌细胞成堆分布,胞质呈灰蓝色,可见双核、核形异常的癌细胞。(显微镜40×10)

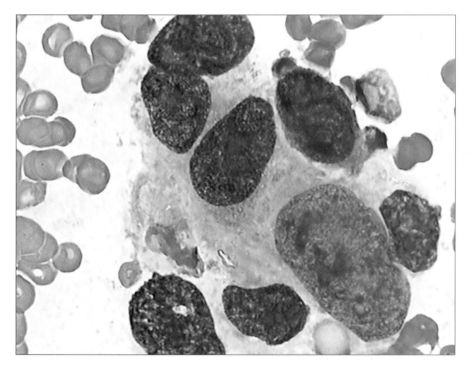

腺癌骨髓转移
癌细胞成堆分布,胞体大,核形不规则,核仁清楚,可见多个核仁。

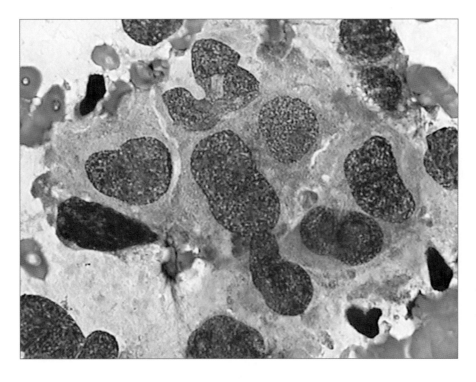

腺癌骨髓转移
癌细胞成堆分布，胞体大，胞质丰富，核形异常，核染色质呈粗网状，核仁清楚，1～5个。

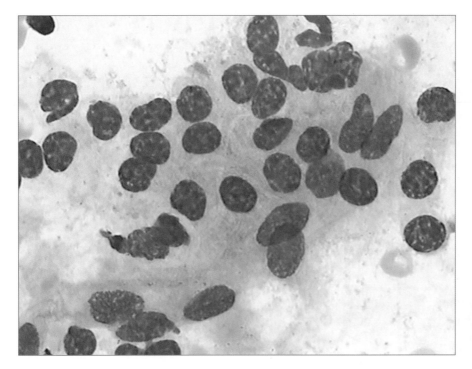

乳腺癌骨髓转移
癌细胞成团融合在一起，胞质呈粉灰色，胞核偏小，核染色质粗，无核仁。

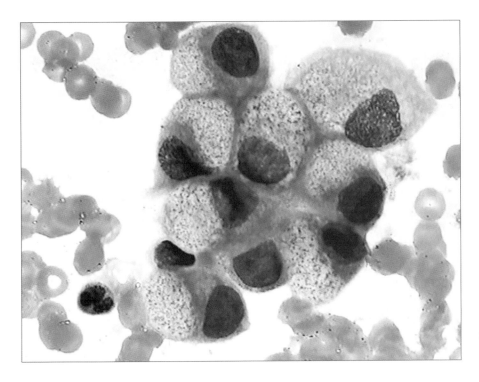

胃癌骨髓转移
癌细胞胞质丰富,含有紫红
色颗粒,核偏位,核仁不清楚。

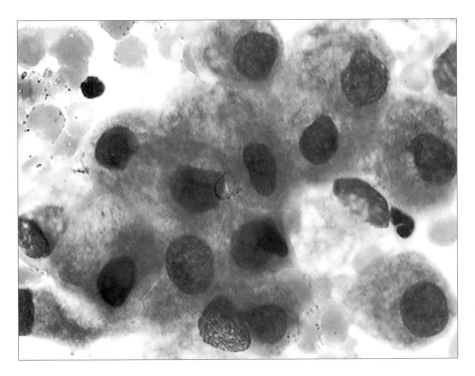

胃癌骨髓转移
细胞成团融合在一起,癌细
胞胞质丰富,呈蓝色,核染
色质粗,核仁不甚清楚。

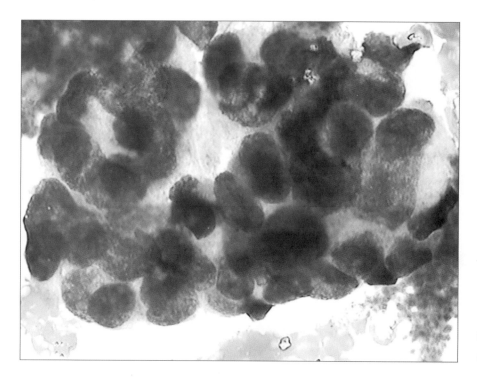

卵巢癌骨髓转移
癌细胞融合在一起，细胞结构不甚清楚。

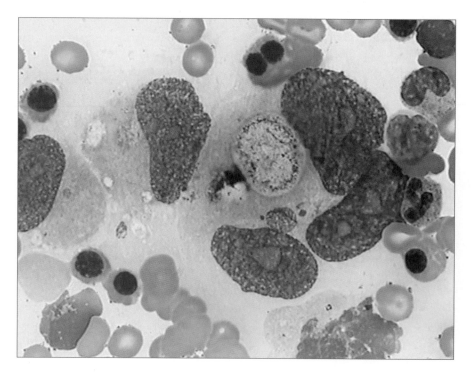

直肠癌骨髓转移
癌细胞胞体大，核形不规则，核染色质粗，核仁清楚。

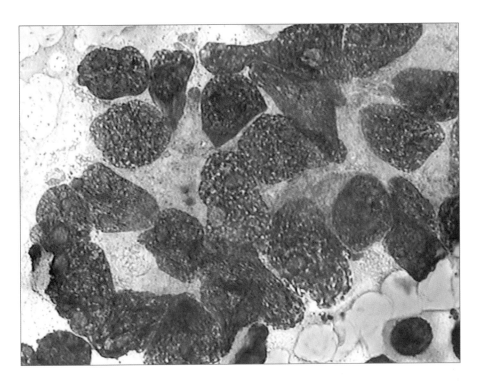

肝癌骨髓转移

癌细胞成堆分布，胞体大，胞质呈蓝色，核形不规则，核染色质较粗，呈网状，核仁大而清楚。

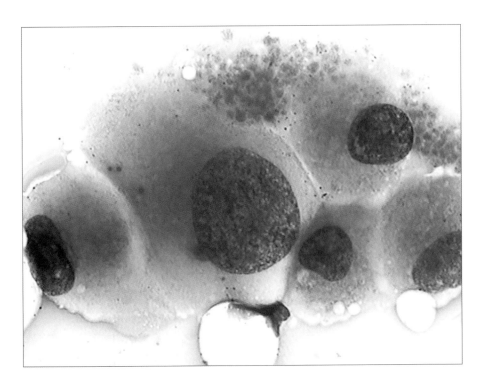

肺癌骨髓转移

癌细胞胞体大小不一，胞质量多，呈灰蓝色，核染色质呈粗网状，核仁可见。

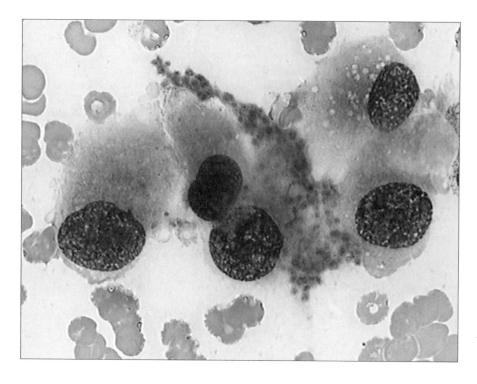

肺癌骨髓转移
癌细胞胞体大小不一,胞质量多,呈灰蓝色,含有空泡,核染色质呈粗网状,核仁可见。

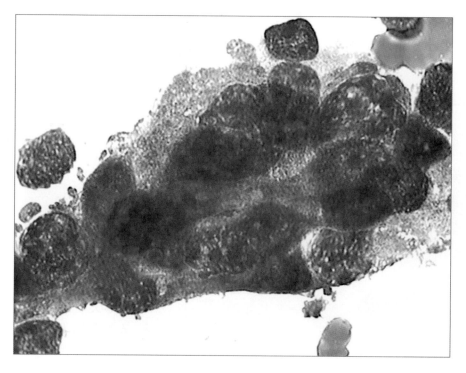

前列腺癌骨髓转移
癌细胞成团融合在一起,胞质呈蓝色,核染色质呈粗网状,核仁清楚可见。

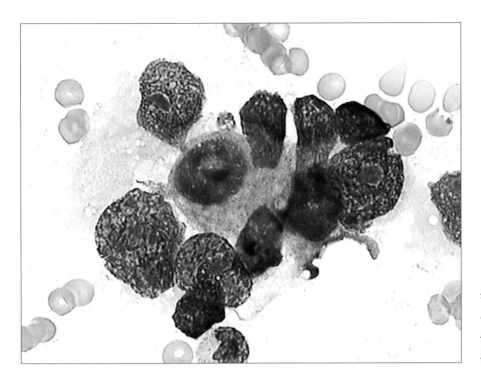

前列腺癌骨髓转移
癌细胞成团融合在一起，胞质呈蓝色，核染色质呈粗网状，核仁清楚可见。易见裸核癌细胞。

八、骨髓坏死

骨髓坏死是以骨髓细胞严重变形、坏死及剧烈骨痛为主要表现的血液病症。原发病以恶性肿瘤、感染和白血病等为多见，血象视原发病而异。骨髓检查对诊断本症有决定性意义。骨髓穿刺常干抽，抽出液体呈血水样或脓样，大多数有核细胞结构不清，形态无法辨认，骨髓片中杂乱无章，可见大量纤维丝状物及紫红色颗粒状物。如为恶性肿瘤所致，骨髓片中可见到癌细胞。

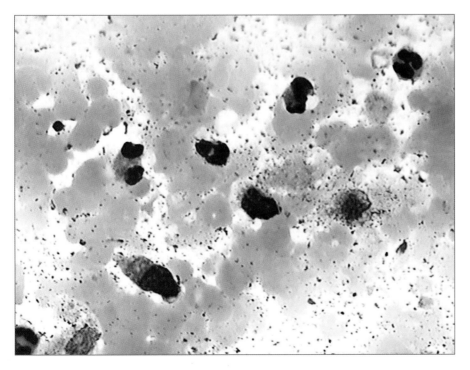

感染所致骨髓坏死
有核细胞结构尚清楚，骨髓片中可见大量紫红色颗粒状物。

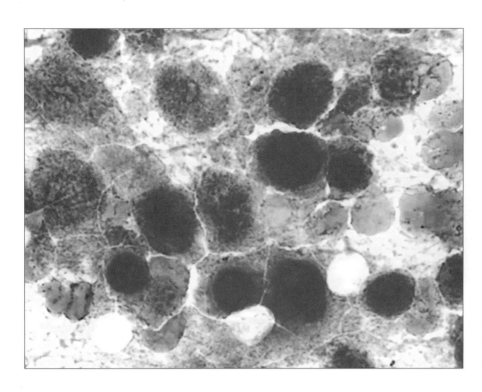

急性白血病所致骨髓坏死
有核细胞结构较不清楚,骨
髓片中可见大量纤维丝状
物及紫红色颗粒状物。

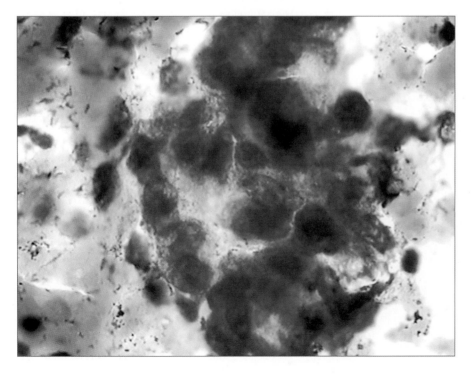

转移癌伴骨髓坏死
癌细胞成团融合在一起,周
围有核细胞结构不清,可见
较多紫色颗粒状絮状物。

急性髓系白血病合并骨髓坏死一例

【病历摘要】

患者男性，50 岁。2015 年 5 月上旬无明显诱因出现全身骨痛，以盆腔、双下肢、腰部为重，活动后加重，服用"氨酚羟考酮"对症治疗，骨痛无明显缓解。查血常规：WBC 28.28×10^9/L，HB 139g/L，PLT 20.00×10^9/L。骨髓形态学示：骨髓异常增生，见到大量坏死细胞，形态模糊不清。骨髓中可见大量纤维状物及紫红色颗粒状物。见到少数原幼单核细胞，此细胞大小不等，多呈不规则形，胞质量较多，呈灰蓝色，可见粉红色颗粒；核染色质疏松网状，核仁可见 1~2 个，少部分细胞 POX（±）。全片共见巨核细胞 0 个，血小板少见。血片示易见幼稚粒细胞，可见幼红细胞，其中原幼单核细胞占 42%，成熟红细胞大小不一，血小板少见。免疫学检查，CD117：0.09%，CD11b：98.49%，CD13：23.69%，CD14：56.35%，CD15：38.1%，CD19：0.14%，CD20：0.28%，CD33：95%，CD34：0.77%，CD38：0.09%，CD5：0.13%，CD64：96.94%，CD7：0.05%，HLA-DR：94.95%，MPO：3.09%，CD79a：0.3%。融合基因检查：NPM1（+），WT1（+）。染色体核型分析：46，XY[10]。骨髓活检：HE 及 PAS 染色示送检骨髓组织部分区域成片状坏死，部分区域纤维组织增生，可见造血细胞呈灶性分布，粒红比例增大，粒系各阶段细胞可见，以中幼及以下阶段细胞为主，红系细胞少见，未见巨核细胞，少量淋巴细胞散在分布，网状纤维染色（MF-3 级，部分区域）；意见：送检骨髓组织粒系比例增高，伴坏死及纤维化，未见原始细胞明显增多。根据上述病例特点及 MICM 分型诊断为急性髓细胞白血病 M_5 型；骨髓坏死；骨髓纤维化。该病例见图 9-8-2。

【病例分析】

骨髓坏死是一种病理现象或称之为临床综合征，而非独立疾病，多为恶性肿瘤的并发症，血液肿瘤中急性白血病和淋巴瘤是发病的首要病因，非霍奇金淋巴瘤并发率较急性白血病高，急性白血病中髓系和淋巴系白血病发病几乎没有差别。引起骨髓坏死的非恶性疾病中感染是首要病因，包括特殊感染如结核，尤其是骨髓结核，黑热病、系统性红斑狼疮等亦可并发骨髓坏死。骨髓中骨髓造血细胞及基质细胞大量坏死，细胞溶解破坏，并出现嗜酸性结构不清的无定形物，组织病理活检表现为正常骨髓的结构被破坏，并出现大面积脂肪空泡的缺失。

九、疟疾

1. **临床特点**　主要有发冷，寒战，发热，出汗，头、腰肌及全身疼痛。反复疟疾发作后，多有贫血，黄疸及脾大，甚至发生急性肾功能衰竭。

2. **实验室检查**　取骨髓涂片和外周血涂片，瑞氏 - 吉姆萨染色后直接镜检疟原虫。

3. 疟原虫分为三种：间日疟原虫，三日疟原虫，恶性疟原虫。形态上分为滋养体，环状体，裂殖体和配子母体。其形态特点为：

（1）滋养体：胞质松散，淡蓝色或深蓝色，含有空泡，呈带状形或卵圆形，胞核一个，点状或棒状。

（2）环状体：约为红细胞的 1/3，胞质呈浅蓝色，呈较薄或较厚的浅蓝色环形；核为红色小点，一个环状体有一个或两个核。

（3）裂殖体：裂殖子数较多，呈不规则形或花朵状。

（4）配子母体：圆形、类圆形或不规则形。胞质呈深蓝色或蓝色，核疏松或致密，呈深红色，位于一边或中央。

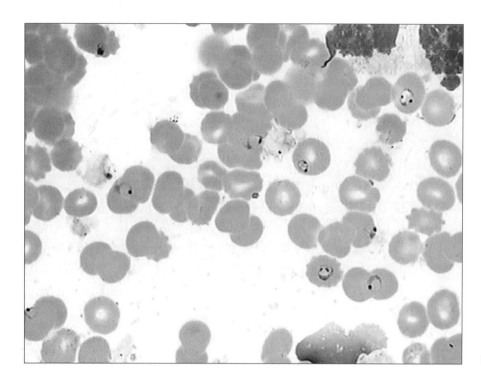

疟疾血象
疟原虫单个核、双核环状体。

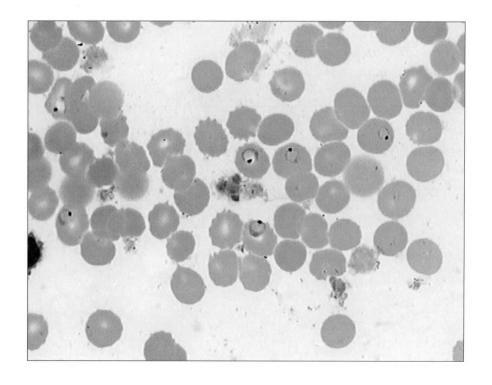

疟疾血象
疟原虫单个核环状体。

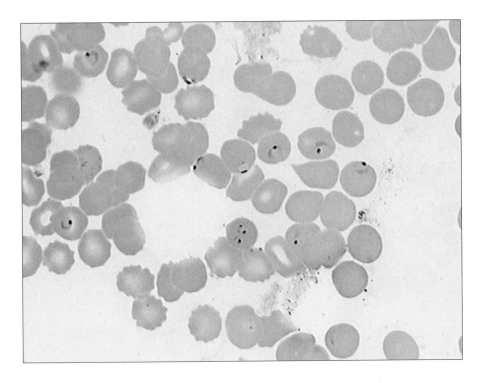

疟疾血象
疟原虫单个核、双核环状体。

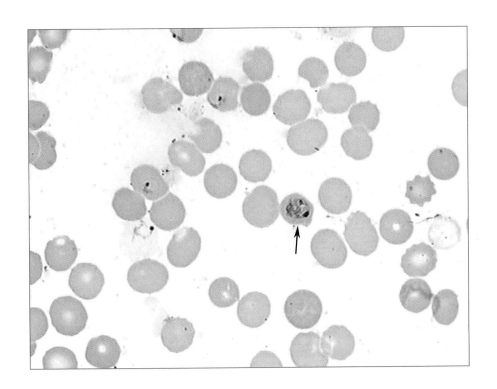

疟疾血象
疟原虫裂殖体。

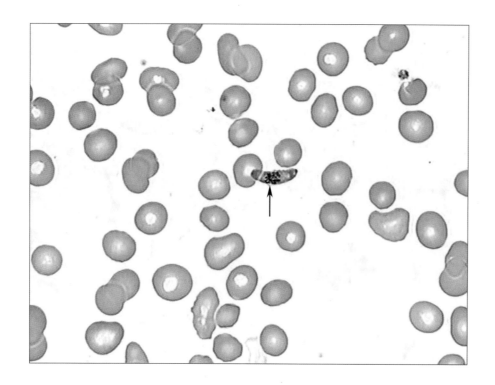

疟疾血象
疟原虫配子母体。

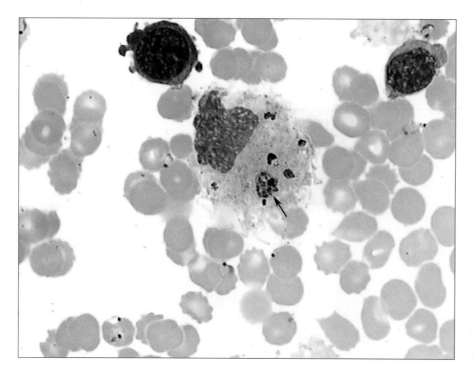

疟疾骨髓象
含有疟原虫裂殖体的红细胞被巨噬细胞吞噬。

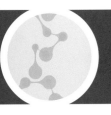

参 考 文 献

1. 沈悌, 赵永强. 血液病诊断及疗效标准 [M]. 4 版. 北京: 科学出版社, 2018.

2. 许文荣. 临床血液学检验 [M]. 5 版. 北京: 人民卫生出版社, 2012.

3. 刘玉成. 临床检验基础 [M]. 5 版. 北京: 人民卫生出版社, 2012.

4. 吴忠道, 汪世平. 临床寄生虫学检验 [M]. 2 版. 北京: 中国医药科技出版社, 2010.

5. 薛永权. 白血病细胞遗传学及图谱 [M]. 天津: 天津科学技术出版社, 2003.